Joachim H. Angerstein
Eva M. Angerstein

DIE ESSIG-HAUSAPOTHEKE

Gesund leben und natürlich heilen mit
Apfelessig, Kräuteressig & Co.

Weltbild Verlag

Bildnachweis
Alle Fotos mit Ausnahme der unten an-
gegebenen: Stockfood, München
S. 7, 41, 99, 104: Bavaria Bildagentur, München

Der Text dieses Buches folgt den neuen Regeln
der deutschen Rechtschreibung.

© 1997 by Weltbild Verlag, Augsburg
Titelfoto: CCG, Köln
Einbandgestaltung: CCG, Köln
Layout und Satz: AVAK Publikationsdesign, München
Lektorat: Peter Ebert, Berlin
Druck und Bindung: New Interlitho S. P. A., Mailand
Printed in Italy

ISBN 3-89604-722-1

Inhalt

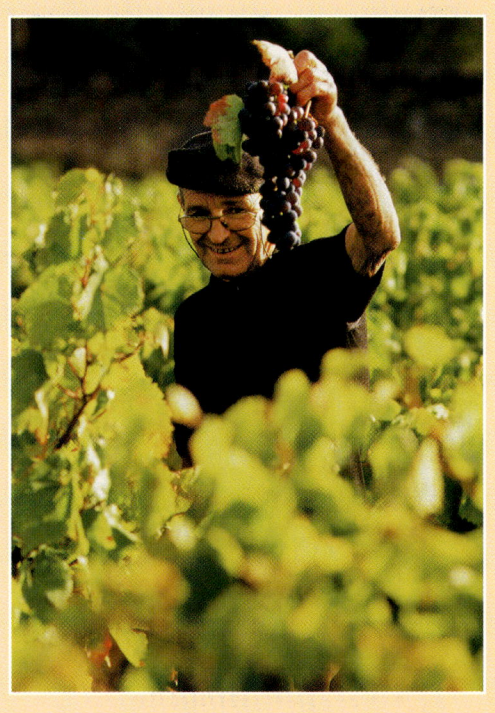

Wenn Wein zu Essig wird, ist nicht etwa
etwas verloren gegangen.
Im Gegenteil: Naturreiner Essig,
dem wir Kräuter, Obst oder Gemüse
zufügen, erschließt uns die ganze
Heilkraft der Natur.

Vorwort

Wie wir zum Heilessig fanden

Wo gute Weine gekeltert werden, kommen auch hochwertige Essigspezialitäten her. Jahrhundertealte Erfahrung bürgt für Qualität.

Es ist inzwischen fast zwanzig Jahre her, dass wir Ferien auf einem Weinbauernhof in der Gegend von Modena machten. Unsere Gastgeberfamilie meinte es mit der Vollpension besonders gut, und ich hatte zunehmend Schwierigkeiten, mit dem guten und reichlichen Essen fertig zu werden. Als die Magentabletten aufgebraucht waren, und ich mir vor Magendrücken und Übelkeit nicht mehr zu helfen wusste, nahm sich unser Gastgeber des Problems an. Er reichte mir einfach ein Glas Essig. »Trinken Sie, das wird Ihnen helfen!« Ich war skeptisch. Essig ist doch eine Säure, und mein Magen litt schließlich an Übersäuerung. Im besten Fall – so dachte ich – würde mir vielleicht schlecht und ich könnte mich übergeben. Es kam jedoch ganz anders. Bereits nach wenigen Minuten verspürte ich deutliche Erleichterung und sogar wieder etwas Appetit. Ich verließ das ausgiebige Mahl wohlgestärkt und ohne erwähnenswertes Drücken in der Magengegend. Das sollte ein Glas Essig bewirkt haben? Meine Neugierde war geweckt.

Woher die Heilkraft kommt

Noch am selben Abend führte uns der Hausherr auf seinen gut durchlüfteten Dachboden. Hier standen die breiten Holzfässer, in denen Wein auf ganz besondere Weise zu Essig vergoren wird.

Für den Geschmack und die außerordentliche Heilkraft dieses Essigs sorgt eine ganz spezielle Bakterienkultur, deren Zusammensetzung von den Winzern über Jahrhunderte als

Familiengeheimnis gehütet wurde. »Das ist die Essigmutter, sie stammt noch von meinem Großvater, der sie aus Frankreich mitgebracht hat«, erklärte unser Gastgeber und zeigte auf die schlierige, gallertartige Flüssigkeit, die auf der Oberfläche des Fassinhaltes schwamm. Sie sorgt im Zusammenspiel mit dem Sauerstoff der Luft dafür, dass der Wein gezielt zu Essig fermentiert wird.

»Aber das Wundermittel, das meinen Magen so schnell kuriert hat, war doch nicht nur Essig?«, fragte ich. Unser Gastgeber gab mir Recht: »Es ist eine alte Familientradition, dass wir dem Wein, bevor er zu Essig vergoren wird, bestimmte Gewürze, Kräuter, Früchte oder auch Gemüse zugeben, um dadurch auch medizinische Wirkungen erzielen zu können«.

Auch wenn ich Genaueres hierzu von ihm verständlicherweise nie erfahren habe, ist das Prinzip leicht nachvollziehbar: Da die Heilpflanzen bereits dem noch sehr alkoholhaltigen Wein zugegeben werden, werden alle alkohollöslichen Stoffe aus den Pflanzen frei. Wird der Alkohol zu Essigsäure umgebaut, gehen auch noch die säurelöslichen Bestandteile in den Weinessig über. Diese Heilessige haben folglich in optimaler Weise die Wirkstoffe der Pflanzen in sich aufgenommen. Besonders wichtig ist bei diesem Herstellungsprozess, dass keinerlei Hitzeprozesse die Leben spendenden Vitamine, Mineralien, Spurenelemente und Enzyme der Pflanzen zerstören.

Kenner und Genießer wissen das zu schätzen. Wegen seiner außerordentlichen Heilkräfte und seines unvergleichlichen Aromas beziehen sie ihren Essig von Essigwinzern, die ihr Handwerk verstehen. Diese überlassen nichts dem Zufall. Schon beim Anbau der speziellen Reben, ihrer besonders langen Reifezeit am Weinstock und dem gezielten Schutz vor wilden Essigbakterien wird die Grundlage für einen Essig geschaffen, der später einmal mindestens so teuer ist wie ein guter Wein.

Die pflanzlichen Wirkstoffe werden durch den Essig so aufgeschlossen, dass sie von den Körperzellen direkt aufgenommen werden können. So entfalten sie ihre Heilkraft voll.

9

Warum Heilessig so gesund ist

Heute wissen wir aus zahlreichen
wissenschaftlichen Untersuchungen um
die gesundheitsfördernde,
ja heilende Wirkung des Essigs.
Diese Erkenntnisse bestätigen
jahrhundertealte Erfahrungen, die
bereits vergessen schienen.
Werfen wir deshalb zunächst einen
kurzen Blick zurück.

Ein wenig Essiggeschichte

Ebenso wie Wein und Öl gehört der Essig zu den kulturellen Errungenschaften, die noch aus vorbiblischen Zeiten stammen. »Essig- und Ölkundiger« lautete der Name der Ärzte im alten Babylon. Sie arbeiteten schon damals mit unterschiedlichsten Essig- und Kräuteressigessenzen. Meist war es Weinessig mit verschiedensten Zutaten, der zum Kühlen von Schwellungen, Säubern von Wunden, gegen Insektenstiche und Schlangenbisse, Entzündungen und Fieber half. Als der römische Söldner dem sterbenden Jesus mit einem Essigschwamm über die Lippen strich, war dies also keine zusätzliche Folter, sondern ein Akt der Menschlichkeit. Der mit Essig getränkte Schwamm sollte zur Erfrischung und zur Linderung der Schmerzen dienen.

....
Meist gewannen die Römer ihren Essig aus Trauben- oder Feigenmost sowie aus einer besonderen Gerstenart. Alles, was Alkohol enthält, kann durch die Einwirkung von Essigbakterien zu Essig vergoren werden.
....

Saurer Wein erfrischt

Die lateinischen Worte acetum (Essig), acidum (Säure) und acidus (sauer) sind sprachlich eng miteinander verwandt. Das französische vinaigre, das englische vinegar und das spanische vinagre müssten mit »saurer Wein« übersetzt werden. Dieser saure Wein wurde nicht nur als Erfrischungsgetränk, sondern auch zur Konservierung von Fleisch, Fisch und Gemüse, ja selbst zum Reinigen und Desinfizieren von Gefäßen verwendet. Man entdeckte zudem, dass Essig die Verdaulichkeit der Nahrung besserte und sie schmackhafter machte.

Gegen Pest und Cholera

Seit diesen Zeiten hat sich der Essig immer wieder bewährt. Ich halte es gar nicht für so unwahrscheinlich, dass das Atmen durch ein mit Essig getränktes Tuch im Mittelalter wirklich vor der Infektion mit der Pest über die in der Luft enthaltenen Bakterien schützte, wie es in Chroniken aus dieser Zeit berichtet wird.
Sebastan Kneipp legte sich im vergangenen Jahrhundert

erfolgreich mit der Schulmedizin an, als er die gefürchtete Cholera mit Essig-Leibwickeln und Wachholderdämpfen erfolgreich bekämpfte.

Durch lebendige Nahrung gesund bleiben

Essigsäure ist für unseren Körper nichts Fremdes. Viele Stoffwechselprozesse können ohne den von unserem Körper selbst gebildeten Essig gar nicht ablaufen.

Ein Heilessig, der auf der Basis eines entsprechenden Fruchtmostes hergestellt wurde, also den alkoholischen Auszug mit durchlaufen hat, enthält über 97 Prozent der löslichen Inhaltsstoffe der Ursprungsfrucht.

Wirklich lebendige Nahrung lädt nicht nur ihre Kalorien in unserem Blut ab, sie enthält gleichzeitig Informationen für die bessere Funktion und Reparatur aller Körperzellen.

> Essigsäure spielt in unserem Körperstoffwechsel eine wichtige Rolle. Viele Reaktionen laufen nur bei ihrer Anwesenheit ab.

Essig stärkt das Verdauungssystem

Darüber, wie und mit welchem Nutzen die aufgenommene Nahrung von unserem Körper aufgenommen und verwertet wird, entscheidet das Verdauungssystem. Die meisten von uns haben aber, bedingt durch den hohen Anteil an fett- und eiweißreicher Kochkost in unserer täglichen Nahrung, ein geschwächtes Verdauungssystem.

Ein solches System hat offensichtlich keine Schwierigkeiten, die leicht verdaulichen und dick machenden Kohlehydrate, Fette und Eiweißverbindungen aus der gekochten Nahrung aufzunehmen. Mit den eigentlichen Lebensträgern in unserer Nahrung, den Vitaminen, Mineralien, Spurenelementen und einer Reihe weiterer heilender Stoffe, tut es sich dagegen schwer.

Schlüssel zur Gesundheit

Zunehmend erkennt auch die moderne Medizin, dass die Pioniere der Ernährungsforschung, wie Bircher-Benner, Kollath, Waerland, Schnitzer, Brucker und andere, einen wichtigen Schlüssel für eine stabile Gesundheit gefunden haben: Nur lebendige Nahrung kann Leben erhalten. Wird der Anteil der totgekochten Nahrung zu groß, so stehen all den Krankheiten, die unsere Medizinbücher füllen, Tür und Tor offen.

Unser von seinem entwicklungsgeschichtlichen Ursprung auf Rohkost ausgerichteter Körper braucht vor allem lebendige Nahrung. Jeder Tierpfleger im Zoo kann bestätigen, dass die uns so nah verwandten Affen genau die gleichen Krankheiten bekommen wie wir, wenn sie mit ähnlich fett- und eiweißreicher Kost ernährt werden.

Da Essig vor allem jene Stoffe aus den Pflanzen herauslöst, die er nicht selbst enthält, ist es wichtig, den richtigen Basisessig für die spezielle Anwendung auszuwählen.

Essig erschließt das Wertvolle in unserer Nahrung

Was wir zur Ergänzung der in unseren Breiten wohl nie gänzlich vermeidbaren »Zivilisationskost« brauchen, ist also eine lebendige, leicht verdauliche Nahrung. Alles weist darauf hin, dass uns vor allem der Essig helfen kann, die lebensnotwendige Rohkost und auch die Kochkost leichter verdaulich zu machen, indem er die Verdauungsenzyme und die Bakterien unseres Verdauungssystems unterstützt. Er hilft somit, aus Kochkost und Rohkost die lebensnotwendigen, aber meist schwerer verdaulichen Anteile besser aufzuschließen.

Die unsere Gesundheit belastenden Anteile einer schonend zubereiteten und vernünftig zusammengestellten Kochkost werden weitestgehend ausgeglichen.

Die durch Kochkost und schlecht verdaute Rohkost im Darm ausgelösten Fäulnis- und Gärungsvorgänge, die Gesundheit und Wohlbefinden beeinträchtigen, werden verhindert oder ganz unterbunden.

Rohkost ist besonders wichtig

Gemeinsam mit dem gezielten Einsatz des individuellen Heilessigs reichen vermutlich bereits ca. 60 Prozent Rohkost in der täglichen Nahrung aus, um dem Körper die notwendigen Nähr- und Lebensstoffe zuzuführen. Günstig wäre es, wenn Sie sich nach den Grundregeln der Trennkost richten würden.

Eine interessante Erfahrung aus meiner Praxis weist auf die wichtige Rolle hin, die durch Essig voraufgeschlossene Nahrung für unsere Gesundheit in Zukunft bedeuten könnte: Nach einer Fastenkur ist unser Körper verständlicherweise hungrig auf alles, was ihm angeboten wird. Bei Harn- und Stuhluntersuchungen können wir jedoch feststellen, dass selbst in dieser Situation nur 50 bis 60 Prozent der Mineralien und Spurenelemente aus dem als erste Nahrung angebotenen Apfelbrei aufgenommen wurden.

Das Mineral- und Spurenelementangebot aus dem ungefilterten Trester-Heilessig verblieb dagegen zu über 90 Prozent im Körper.

Die vom Essig bereitgestellten Mineralien und Spurenelemente werden fast vollständig vom Körper aufgenommen und entfalten hier ihre gesundheitsfördernde Wirkung.

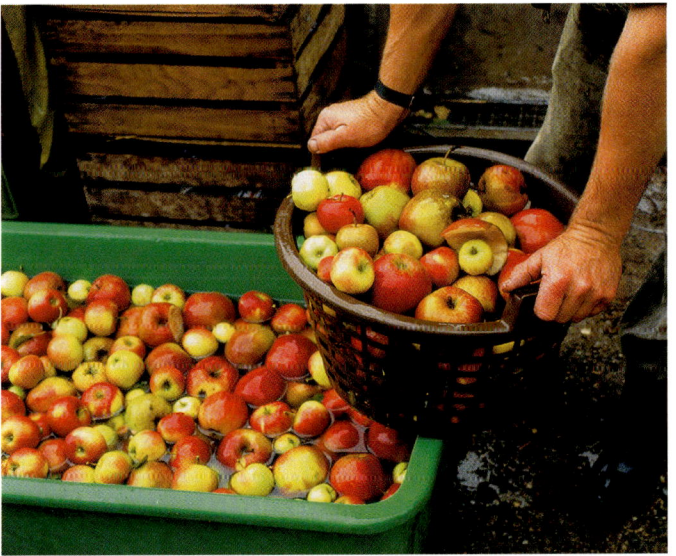

Nur gesunde und frische Früchte, die möglichst aus biologischem Anbau stammen sollten, werden für die Herstellung von heilenden Obstessigen verwendet.

In sinnvollen Mengen genossen macht Essig nicht »sauer«, wie man vermuten könnte. Besonders die Heilessige führen unserem Körper hauptsächlich die basischen Anteile der Pflanzen in optimal verwertbarer Form zu.

Wir müssen uns bewusst machen, dass es oft kleinste Mengen an Wirkstoffen sind, deren Mangel in unserem Körper zu krankhaften Entgleisungen führt. Wir sollten also alle Möglichkeiten unserem Körper die Stoffe zuzuführen ausnutzen. Der Essig spielt hier eine zentrale Rolle, denn er kann die lebenserhaltenden Wirkstoffe in schonendster Weise aus den Wirkstoffträgern herauslösen.

Mit Essig gegen freie Radikale

Auch die günstige, direkte Wirkung der Essigsäuren auf den Gefäßstoffwechsel ist inzwischen vielfach belegt. Sowohl die lebensfeindlichen freien Radikale als auch die ungünstigen Eiweiß- und Fettablagerungen werden vom Essig und seinen Begleitstoffen zumindest in ihrer Schädlichkeit gemildert.

Das Besondere an der gegenüber anderen Aufbereitungsverfahren schonenderen Aufschließung der Pflanzenwirkstoffe durch den Essig ist die Verbesserung ihrer Verwertbarkeit für alle Prozesse unseres Körpers.

Mineralien und andere Inhaltsstoffe im Essig

Die folgenden Tabellen zu den Inhaltstoffen von Essig und Heilessig sind aus einer Vielzahl von Veröffentlichungen und eigenen Laboruntersuchungen zusammentragen. Sie sind sicher noch ergänzungsbedürftig, was den objektiven Nachweis der Heilkraft angeht. Es ist jedoch mit großer Sicherheit anzunehmen, dass der höhere Gehalt an Mineralstoffen generell mit einem höheren Gehalt an weiteren hilfreichen Wirkstoffen einhergeht. Die nebenstehende Tabelle zeigt die Zusammensetzung verschiedener Stufen und Produkte der Essigzubereitung.

Vom Apfel zum Apfelessig

	Apfel	Apfelsaft, frisch	Apfelessig	Apfelessig mit Trester, * gefiltert	ungefiltert
Wasser	84 g	87 g	92,5 g	86 g	69 g
Eiweiß	0,3 g	0,1 g	3,5 g	1,7 g	2,4 g
Fett	0,6 g	0	0	0,3 g	0,35 g
Cholesterin	0	0	0	0	0
Kohlehydrate	15 g	13 g	3,2 g	4 g	6 g
Vitamin A	90 IE	43 IE	17 IE.	27 IE	33 IE
Vitamin B1	0,04 mg	0,01 mg	0,01 mg	0,01 mg	0,02 mg
Vitamin B2	0,02 mg	0,02 mg	1200 mg	700 mg	900 mg
Vitamin B6	0,03 mg	0,03 mg	0,02 mg	0,02 mg	0,02 mg
Nicotinsäure	0,1 mg	0,5 mg	0,1 mg	0,1 mg	0,3 mg
Pantothensäure	0,1 mg	0,02 mg	–	–	–
Vitamin C	5 mg	1 mg	1 mg	2 mg	3 mg
Folsäure	+	+	+	+	+
Biotin	+	+	+	+	+
Apfelsäure	700 mg	700 mg	140 mg	223 mg	405 mg
Zitronensäure	30 mg	230 mg	70 mg	130 mg	150 mg
Oxalsäure	1,5 mg	0	–	0,2 mg	0,5 mg
Natrium	1 mg	2 mg	1,9 mg.	2 mg	2,2 mg
Kalium	116 mg	100 mg	97 mg	105 mg	114 mg
Calcium	7 mg	6 mg	6 mg	6,3 mg	6,7 mg
Magnesium	5 mg	0	0	0,5 mg	1,3 mg
Mangan	0,07 mg	0	0	0,04 mg	0,05 mg
Eisen	0,3 mg	0,6 mg	0,5 mg	0,4 mg	0,4 mg
Kupfer	0,08 mg	0,35 mg	0,2	0,25 mg	0,3 mg
Phosphor	10 mg	9 mg	3 mg	7 mg	8 mg
Schwefel	5 mg	0	0,3	3,7 mg	4,2 mg
Chlor	4 mg	0	0,4	–	–
Purinstoff	0	0	–	–	–

Alle Angaben bezogen auf 100 g
– es liegen keine verwertbaren Angaben vor
ı ist in der Analyse nachweisbar, mengenmäßig aber nicht erfassbar
* mit 250 Gramm Apfelfrischtrester als Zusatz zu 0,75 Liter Apfelessig. Entsprechend unserem generellen Vorschlag, jedem für Heilzwecke eingenommenen Essig frischen Trester zuzufügen, damit jene Stoffe, die bei der alkoholischen Gärung vom Most zum Wein zerstört wurden, wieder ergänzt werden. Auf diese Weise erhalten wir einen Heilessig, der die alkohollöslichen Stoffe und die in Essigsäure löslichen Stoffe in optimaler Bioverfügbarkeit enthält.

Apfelessig –wo liegt sein Geheimnis?

Gegenwärtig wird in erster Linie dem Apfelessig größte Aufmerksamkeit gewidmet. Zahlreiche Veröffentlichungen preisen ihn als nahezu universelles Heil- und Schönheitselixier, das auch in der Küche und im Haushalt nicht zu ersetzen ist. Wo liegen die Gründe dafür?

Der Arzt Dr. Paul C. und seine Tochter Dr. Patricia Bragg sehen im Kalium das Schlüsselmineral für die Wirkungen des Apfelessigs. Wenn dem wirklich so wäre, so müsste ein Heilessig mit den Kalium-Spitzenreitern Fenchel oder Adzukibohnenkeimen (eine Sojabohnenart) noch bedeutend wirkungsvoller sein, wie die nachfolgende Tabelle zeigt.

....
Der Apfelessig, derzeit besonders angepriesen, ist nur eine der vielen Möglichkeiten, Essigzubereitungen als Heilmittel einzusetzen.
....

Vergleichende Darstellung naturtrüber Essige ohne Tresterzugabe				
	Apfel-essig	Aprikosen-essig	Knoblauch-essig	Fenchel-essig	Adzuki-bohnenkeim-essig
Natrium	1,9 mg	2,8 mg	59 mg	602 mg	8 mg
Kalium	97 mg	390 mg	476 mg	722 mg	1790 mg
Calcium	6 mg	14 mg	34 mg	97 mg	526 mg
Magnesium	0	7,7 mg	3,9 mg	0	345 mg
Mangan	0	0,14 mg	0	0	
Eisen	0,5 mg	0,4 mg	2,7 mg	5,3 mg	16,7 mg
Kupfer	0,2	0,09 mg	0	0	0,2 mg
Phosphor	3 mg	19,7 mg	47 mg	17 mg	176 mg
Schwefel	0,3	3,3 mg	0	0	0

Alle Angaben bezogen auf 100 g

Wie zu erkennen ist, handelt es sich beim Apfelessig um einen relativ mineralarmen Essig. Seine Wirkung beruht daher wahrscheinlich weniger auf Kalium, als vielmehr auf der ausgewogenen Mischung seiner Inhaltsstoffe. Dies sind neben den Mineralstoffen auch noch wichtige Spurenelemente und vor allem Vitamine. Sicher können wir aber von einem wirkstoffhaltigeren Essig eine noch größere Heilwirkung erwarten.

Der Heilessig und seine Wirkungen

Über die Wirksamkeit des Essigs in der Medizin wird gegenwärtig viel gesprochen und geschrieben. Manche sehen in ihm ein universales »Wundermittel« für nahezu alle Beschwerden und Krankheiten. Andere sind eher skeptisch und halten nicht viel von seiner Heilkraft. Beiden Auffassungen kann ich aus eigener Erfahrung mit guten Argumenten widersprechen. Wer auf Wunder hofft, wird zweifellos enttäuscht werden, denn ein Heilmittel für alle Krankheiten kann es nicht geben. Wer andererseits dem Essig jegliche Heilkraft absprechen will, leugnet jahrtausendealte Erfahrungen der Volksheilkunde, die längst zum Instrumentarium aufgeschlossener Ärzte und Heilpraktiker geworden sind.

Stärkung und Entgiftung

Folgende Wirkungen können Sie von jedem richtig zusammengestellten Heilessig erwarten, besonders natürlich von einem Essig, dem Sie zusätzlich Kräuter, Gewürze und Früchte zugegeben haben:

◆ Versorgung unseres Körpers mit allen Mineralstoffen und Spurenelementen aus jenen Pflanzen, die dem Essig beigefügt wurden. Keine andere Zubereitungsform verbindet in derart günstiger Weise die optimale Aufschließung für unser Verdauungssystem mit dem weitestgehenden Erhalt der makromolekularen Struktur.

◆ Der Heilpflanzenauszug mit Essig ist zwar vom chemischen Gesichtspunkt aus nicht so effektiv wie derjenige mit Alkohol und nicht so schonend wie der mit Öl oder Kaltwasser. Er bildet jedoch den optimalen Mittelweg zwischen diesen Verfahren. Beim Essigauszug entstehen neue enzymatische Verbindungen, vermutlich sogar hochwirksame Vitamine. Dies ist bei keinem der anderen Verfahren der Fall.

Beim Essigauszug von Kräutern und Heilpflanzen entstehen besonders wirksame Enzyme und Vitamine, die unserem Organismus direkt zugute kommen.

19

• Jeder Heilessig, egal in welcher Zusammensetzung, unterstützt in milder Weise die Nierenfunktion und die Ausscheidung von Körpergiften über den Darm.

• Im Darm wirkt er regulierend auf das Gleichgewicht der lebenswichtigen Bakterien ein und hemmt schädliche, fäulniserregende Darmbakterien.

• Heilessig unterstützt die Bildung der meisten für die Verdauung wichtigen Enzyme.

• Heilessig regt den Stoffwechsel an und erhöht die Elastizität aller Gewebe.

• Heilessig macht das Blut fließfähiger, die Verformbarkeit der roten Blutkörperchen nimmt zu.

• Heilessig stimuliert unser Abwehrsystem, ohne es zu überreizen.

• Wunden und entzündliche Prozesse heilen schneller ab.

• Rohkost und auch Kochkost können besser aufgeschlossen werden. Gärungs- und Fäulnisprozesse im Darm werden als Folge der vollständigeren Verdauung verhindert. Bei ausreichender Dosierung haben Sie einen geruchfreien Stuhlgang.

• Heilessig wirkt antibakteriell und damit auch geruchsbindend und erfrischend.

Auf einen Nenner gebracht: Der richtige Essig hält gesund und jung.

> Die Kombination der verschiedenen Wirkungsfaktoren macht die besondere Heilkraft der Essigzubereitungen und ihre beinahe universellen Anwendungsmöglichkeiten aus.

Auf die Langzeitwirkung kommt es an

Heilessig zeichnet sich durch eine milde, konstante Heilwirkung aus. Er ist vorrangig ein lebensbegleitendes Dauermedikament und weniger ein Mittel für akute Fälle. Ausnahmen bilden Beschwerden des Verdauungstraktes, Atembeschwerden, Stimmbeschwerden und Husten (wenn inhaliert wird) sowie Juckreiz, Wundschmerzen u. ä. (bei örtlicher Anwendung). Hier schafft er häufig sofortige Linderung.

Das richtige Essigrezept

Krankheiten sind wie ein Anzeigeinstrument, das dem erfahrenen Behandler einen körperlichen oder seelischen Mangel anzeigt. Durch die Krankheiten signalisiert unser Körper, welche Wirkstoffe er nicht in ausreichender Menge erhält oder nicht genügend aufschließen kann. Die Heilbehandlung mit Essig kann diesen Mangel ausgleichen: Setzen wir dem Essig jene Pflanzen zu, die entsprechend den Regeln der Heilkunst diese Krankheiten zu heilen vermögen, so haben wir mit Sicherheit genau die Stoffe ausgewählt, die unser Körper braucht.

Kein Allheilmittel

Selbstverständlich kann auch der beste Heilessig kein Ersatz für gesunde Frischkost sein. Der Essig beeinträchtigt auch manche der Wirkstoffe, die wir mit der unbehandelten rohen Nahrung aufnehmen.

In einigen Fällen haben wir festgestellt, dass mit Essig behandelte Pflanzen scheinbar etwas anderes bewirken, als es in Kräuterbüchern erwähnt wird.

Naturmedizin aus aller Welt

Bitte bedenken Sie immer: Wirkliche Gesundheit erwächst allein aus dem Dreiklang von Ernährung, Bewegung und Denken!

Die Heilessig-Rezepte in diesem Buch sind das Ergebnis unserer jahrzehntelangen Sammlerleidenschaft. Viele stammen von zwei Südtiroler Apothekern, andere aus der indianischen Heilkunde Mittel- und Südamerikas. Apotheker, Weinbauern und Kräuterspezialisten haben uns wertvolle Anregungen geliefert. Ihnen allen sei an dieser Stelle ein herzliches Dankeschön gesagt. Einige Rezepte haben wir dahingehend reduziert oder umgestellt, dass wir jene Pflanzen herausnahmen, die heute als gesundheitsschädlich angesehen werden. Die Praxis hat gezeigt, dass dies der Wirkung des jeweiligen Heilessigs keinen Abbruch tut.

Wie man zum Heilessig kommt

Grundlage jeder Heilessigzubereitung ist ein geeigneter Basisessig, den man entweder selbst herstellen oder von einem Weinbauern kaufen kann. Auch Bioläden und Reformhäuser halten einige Obst- und Weinessige bereit, die als Ausgangsprodukte für die Heilessigherstellung verwendet werden können. Wir wollen die verschiedenen Möglichkeiten näher betrachten, um Ihnen die Entscheidung zu erleichtern.

Heilessig selbst herstellen

Neun Schritte zum eigenen Basisessig

1 Das Essigbakterium beschaffen

Zuerst müssen Sie sich ein Fläschchen mit dem Essigbakterium *Acetobakter rancens* besorgen. Falls Sie das in Ihrer Apotheke nicht bekommen, kann Ihnen der Winzerei-Fachhandel weiterhelfen.

2 Die richtige Flasche auswählen

Eine großbauchige Fünf-Liter-Weinflasche bekommen Sie erfahrungsgemäß am preiswertesten mit Wein gefüllt. Den Wein sollten Sie jedoch nicht zur Essigherstellung verwenden, denn er wird wahrscheinlich zu viel Schwefel enthalten. Schwefel hemmt die Entwicklung der Essigbakterien, weshalb derartiger Wein für unsere Zwecke ungeeignet ist.

Mit Weinen aus biologischem Anbau hatten wir dagegen bisher immer Glück. Im Zweifelsfall sollten Sie dem Winzer erklären, wofür Sie den Wein brauchen, dann kann er Sie gezielt beraten.

> Verwenden Sie möglichst Grundstoffe aus biologischem Anbau. Das ist die beste Gewähr für die Abwesenheit von Schadstoffen, die der Heilwirkung entgegenstehen.

3 Die Weingrundlage bestimmen

Ob Sie Trauben- oder Obstwein nehmen, ist für die Prozedur der Essigzubereitung egal. Es wird davon abhängen, welchen Basisessig Sie für welche Anwendung benötigen. Unsere Aufstellung ab Seite 44 gibt Ihnen die entsprechenden Hinweise. Lesen Sie bitte erst dort nach, bevor Sie mit der Essigzubereitung fortfahren.

4 Den Ansatz vornehmen

Nun sollten Sie die Bakterien möglichst schnell ansetzen. Füllen Sie in eine gut ausgespülte Ein-Liter-Saftflasche 0,3 Liter des Weins und 0,2 Liter lauwarmes Wasser, das vorher abgekocht wurde. Noch besser ist destilliertes Wasser, das aber selbst hergestellt sein sollte. Anschließend geben Sie die Bakterienkultur zu und rühren die erhaltene Mischung mit einem Holzlöffel gut um.

5 Die günstigsten Gärbedingungen schaffen
Aus einem Küchentuch falten Sie einen ballonartigen Beutel, den Sie über die Flasche stülpen und mit einem Gummiband am Flaschenhals befestigen. Dadurch ist der Flascheninhalt einerseits vor dem Eindringen von Verunreinigungen geschützt, andererseits kann genügend Sauerstoff an die Oberfläche des Weins gelangen.
Die günstigste Gärtemperatur liegt zwischen 22 und 30 °C. Im Sommer ist das kein Problem; während der anderen Jahreszeiten sollte ein regulierbarer Heizkörper in der Nähe sein. Mit einem Thermometer, z. B. aus dem Aquarienfachhandel, können Sie die Temperatur kontrollieren. Unter 22 °C beginnen die Bakterien gar nicht erst mit ihrer Arbeit; bei Temperaturen über 30 °C sterben sie den Hitzetod.
Täglich etwas Bewegung verbessert den Sauerstoffdurchsatz. Stören Sie sich nicht an der Trübung oder ein paar kleinen weißen Flocken, die sich hin und wieder bilden. Manchmal erscheint an der Oberfläche sogar eine Essigmutter. An alldem erkennen Sie, dass die Essigbakterien sich am Alkohol des Weines laben und die Essiggärung gute Fortschritte macht.

> Die Einhaltung der optimalen Gärtemperatur ist besonders wichtig, damit der Ansatz gelingt. Zwischen 22 und 26 °C verläuft die Gärung erfolgreich.

6 Die Geschmacksprobe durchführen
Nach etwa sechs Tagen können Sie beginnen, den Essigansatz zu probieren. Ist eine geschmacklich angenehme Säure erreicht, dann haben Sie den richtigen Grundstock für Ihre Heilessigproduktion gelegt.

7 Die Starterkultur verwenden
Dieser Essigansatz gibt Ihnen die neutrale Basis für die eigene Essigherstellung. Für jeden neu anzusetzenden Essig sollten Sie von dieser Starterkultur nehmen.

Wichtig: die richtige Aufbewahrung

Die Starterkultur muss bei einer Temperatur unter 10 °C fest verschlossen ruhig gestellt werden. Messen Sie einen geeigneten Platz in Ihrem Kühlschrank mit dem Thermometer aus.

Sie können nun so viel davon verbrauchen, bis noch ca. 100 ml davon übrig sind. Füllen Sie dann wie anfänglich beschrieben mit Wein oder Most auf, und lassen Sie den Essig ausreifen. Anschließend muss er wieder verschlossen kalt gestellt werden.

....

Von der Menge der zugesetzten Starterkultur hängt es ab, wie schnell der Gärungsprozess verläuft. Lassen Sie dem Ansatz etwas Zeit, um alle Wirkstoffe aus den Heilpflanzen herauszulösen.

....

8 Den Heilessig herstellen

In die Fünf-Liter-Flasche füllen Sie nun 3,0 Liter schwefelfreien Wein und mindestens 0,1 Liter der Starterkultur. Beachten Sie: Je mehr Starterkultur Sie hinzugeben, desto schneller geht es. Da wir aber die auslaugende Wirkung des Alkohols auch nutzen wollen, ist es besser, die Zeit etwas zu strecken, damit der Alkohol seine Aufgabe erfüllen kann. Deshalb sollte das oben angegebene Mischungsverhältnis in etwa eingehalten werden.

Die Flasche sollte so befüllt sein, dass der Wein bis zur bauchigsten Stelle mit der größten Oberfläche steht.

Ein halber Liter des Weins wird im Mixer mit Kräutern, Gewürzen oder rohem Gemüse bzw. Obst vermischt. Faustregel: ca. 50 Gramm Trockenkräuter, 150 Gramm Frischkräuter oder 250 Gramm Obst- oder Gemüsetrester. Diese Menge sind ausreichend für 1 Liter Wein.

Unser Ziel ist es, möglichst viele Stoffe aus den Pflanzen herauszuziehen. Zu viel kann jedoch die Essigbildung blo-

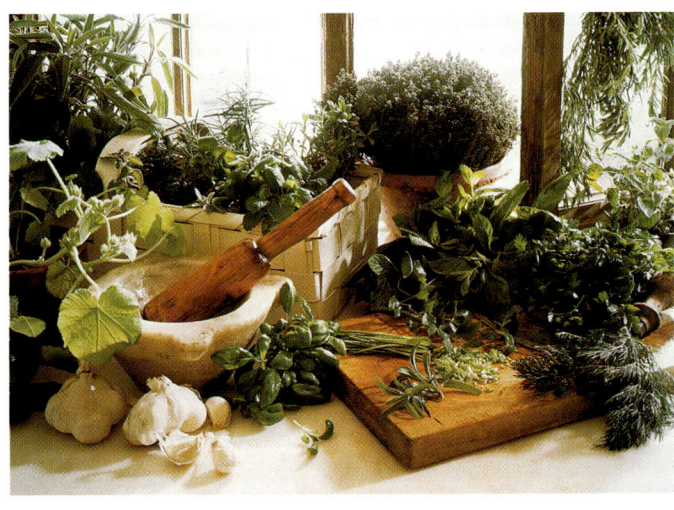

Durch die milde Essigsäure werden die heilenden Pflanzenwirkstoffe nahezu vollständig erschlossen und dem Organismus auf besonders verträgliche Weise dargeboten.

ckieren. Die Bakterienkultur und die Weinsorte stellen ebenfalls einen Unsicherheitsfaktor dar, der Eigenversuche erforderlich macht. Wenn Sie mit unseren Mengenvorschlägen anfangen, wird es sicher gelingen.

Je mehr Alkohol der Wein enthält, desto höher wird der Essigsäureanteil im Essig. Aus zehn Prozent Alkohol werden ca. neun Prozent Essigsäure. Für einen schmackhaften Essig wäre dies schon zu sauer. Da es uns aber um die lösende Kraft des Essigs geht, darf der Alkohol- und Essiggehalt bis zu 15 Prozent betragen. Profis geben deshalb häufig noch hochprozentigen Alkohol zu, am besten Weingeist aus der Apotheke.

Eine weitere Variante besteht darin, dass man anstelle des Weins gleich Korn oder Branntwein, aber auch Starkbier u.ä. verwendet. Mit der Zugabe von Wasser wird dann der Alkoholgehalt auf 15 Prozent verdünnt. Mehr vertragen die Essigbakterien nicht so gut.

9 Abfüllen, lagern, verbrauchen

In der Fünfliterflasche ist nach etwa einer Woche Ihr Heilessig entstanden. Ist der Alkoholgehalt unter ein Prozent abgesunken, so hört die Gärung automatisch auf. Nun können Sie den Heilessig in gut verschließbare Flaschen abfüllen. Um eine Nachgärung zu ermöglichen, sollten Sie auch diese für einige Tage mit einem Papierhäubchen versehen. Der Essig klärt sich, indem die abgestorbenen Bakterien nach unten sinken. Im Kühlschrank aufbewahrt, ist der Heilessig dann für mehrere Wochen haltbar. Sie sollten ihn jedoch möglichst schnell verbrauchen. Veranschlagen Sie am besten die Menge so, dass Sie in wöchentlichen bis vierwöchentlichen Abständen wieder neu ansetzen können.

Wenn Sie etwas Weingeist oder auch ein Gläschen Weinbrand hinzufügen, können noch mehr Heilstoffe aus den Pflanzen extrahiert werden.

Technische Hilfsmittel

Um das ganze Verfahren besonders schnell und sicher ablaufen zu lassen, haben sich zwei Hilfen bewährt: Einmal eine Aquarienheizung und zum anderen eine Aquarienbelüftung mit einer Zeitschaltuhr, die alle drei Stunden den Ansatz für 15 Minuten durchlüftet.

Der bequemere Weg zum Heilessig

Wenn es Ihnen so geht wie den meisten unserer Patienten, dann haben Sie weder Zeit, Möglichkeit noch Lust, Ihren Basisessig selbst herzustellen. Sie wollen ihn käuflich erwerben. Dazu noch ein paar Hinweise. Im Unterschied zu der aufwändigen und liebevollen Art und Weise, mit der der Essig in den Kellern unseres italienischen Weinbauern behandelt wurde, verläuft bei uns die fabrikmäßige Herstellung des Obstessigs in den meisten Fällen recht lieblos. Mit Stumpf und Stiel werden oft schon angefaulte Früchte zerquetscht, zentrifugiert und dann mit Chemikalien und teilweise genetisch geklonten Essigmüttern vergoren. Das ist der Essig, den Sie billigst in manchen Supermärkten erhalten, den wir aber auf jeden Fall ablehnen.

Versuchen Sie daher lieber, bei einem Winzer Ihres Vertrauens oder im Reformhaus bzw. in einem Naturkostladen einen qualitativ hochwertigen Apfel- oder Weinessig zu erhalten. Das sind in der Herstellung die einfachsten und daher die preisgünstigsten Essigsorten. Zudem sind sie relativ geschmacksneutral.

> Die Bezeichnung »Durch biologische Gärung gewonnen« besagt nichts über die Qualität der Ursprungsprodukte. Lassen Sie sich dadurch nicht in die Irre führen.

Der schnellste Weg

Der schnellste Weg ist es, die von uns im Kapitel über die einzelnen Krankheitsbilder (siehe ab Seite 58) angegebenen Heilkräuter, Gewürze, Obst- und Gemüsesorten mit Apfelessig oder dem vorgeschlagenen Basisessig zu vermischen.

◆ Von trockenen Kräutern und Gewürzen benötigen Sie ca. 50 Gramm auf 0,75 bis 1 Liter fünf- bis sechsprozentigen Essig.

◆ Frischkräuter, Wurzeln etc. sollten Sie möglichst fein mit dem Wiegemesser zerkleinern. Sie brauchen davon meist 150 Gramm pro 0,75 bis 1 Liter fünf- bis sechsprozentigem Essig.

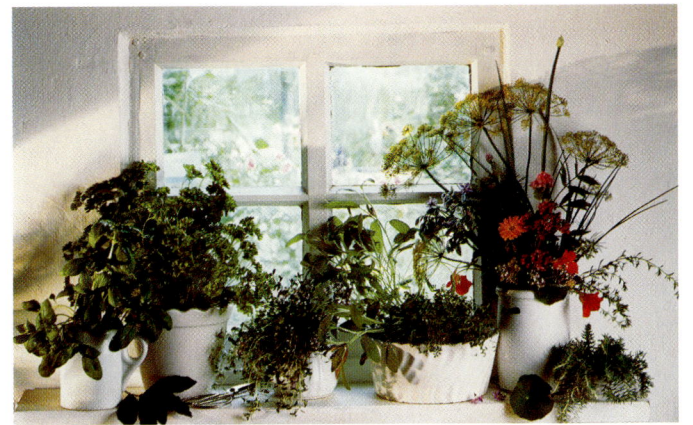

Groß ist die Auswahl der Heil- und Gewürzpflanzen, die für eine Zubereitung mit Essig geeignet sind. Wirksamkeit und Aroma werden dabei verstärkt.

◆ Gemüse und Obst entsaften Sie bitte vorher und verwenden nur den Trester (das Mark), dem Sie wieder etwas Saft zugeben. Wer besonders schonend vorgehen will oder keinen Entsafter hat, zerkleinert gründlich auf einer feinen Reibe und presst den Saft ab. Sie brauchen meist 250 Gramm des feuchten Tresters pro 0,75 bis 1 Liter fünf- bis sechsprozentigem Essig.

◆ Anschließend geben Sie alles in eine ausreichend große Flasche. Ist die Flasche gut verschlossen und bei Raumtemperatur gelagert, so haben Sie nach zwei bis vier Wochen Ihren Heilessig.

◆ Filtrieren, z. B. durch einen Kaffeefilter, sollten Sie diesen Essig vor der Anwendung nur, wenn Sie ihn äußerlich und zum Gurgeln anwenden.

Wenn Sie sich in dieses Verfahren eingearbeitet haben, wird in Ihrer Hausapotheke immer eine Reihe von Essigflaschen für die wichtigsten Problemsituationen bereit stehen. Schließlich ist der selbst zubereitete Essig auch bei geöffneter Flasche mindestens drei Monate haltbar, bei geschlossener mindestens sechs Monate. Die Zugabe von 50 Tropfen Teebaumöl bei Heilessig für äußere Anwendungen und 50 Tropfen Grapefruitkernöl (20-prozentig) für innere Anwendungen verlängert die Lagerzeit auf das Doppelte. Die beste Wirkung können Sie von Heilessig erwarten, der vor drei Wochen bis drei Monaten angesetzt wurde. Dann sind alle Wirkstoffe voll erschlossen.

Die Haltbarkeit der Heilessigzubereitungen liegt zwischen drei und sechs Monaten. Sorgen Sie also rechtzeitig für Nachschub, damit Sie immer einen Heilessig in Ihrer Hausapotheke haben.

Aus Großmutters Rezeptsammlung

Abschließend in diesem Kapitel noch ein Rezept, das meine Großmutter verwendete, wenn sie einen Heilessig zubereitete. Wer will, kann es einmal probieren.

Etwa 3,5 Kilogramm Äpfel oder Trauben werden zerstampft und mit 1,5 Liter abgekochtem Wasser verdünnt. Anschließend gießt man die Flüssigkeit in eine Flasche. Nach Zugabe von 3 Messerspitzen Hefe und 1 TL Sirup oder 20 g Schwarzbrot pro Liter des Trestermatsches wird ein Luftballon über die Flasche gestülpt. So wird dem sich bildenden Kohlendioxid eine Ausdehnungsmöglichkeit gegeben, aber dem Luftsauerstoff der Zutritt verwehrt. Nach ca. vier Wochen ist der Most fertig.

Sollten Sie keine andere Möglichkeit haben, an geeigneten Wein oder Most zu kommen, wäre dies eine Notlösung. Gegebenenfalls würde dann die Zugabe eines nicht sterilisierten Essigs oder einiger frischer Apfel- oder Traubenschalen und natürlich der Zutritt frischer Luft die erforderlichen Essigbakterien mitbringen. Die Art der Essigbakterien spielt jedoch eine große Rolle für Geschmack und Qualität des Essigs, so dass ich Ihnen dieses Rezept nur empfehlen würde, wenn Sie keine andere Möglichkeit haben.

> Die Mostherstellung ist im Grunde einfach, sie gelingt jedoch nicht immer, wenn die Früchte von minderer Qualität sind. Besser ist es, fertigen Most zu verwenden.

Schimmelpilze vermeiden

Wenn Sie offenen Wein oder Most verwenden, sollten Sie ihn vor dem Ansetzen zu Essig kurz auf 70 °C erhitzen, nicht darüber. Andernfalls kann es sein, dass Sie Probleme mit Schimmelpilzen oder Hefen bekommen, die den Essig unbrauchbar machen.

Wie Sie sehen, gibt es eine Vielzahl von Variationsmöglichkeiten. Deshalb wird es Sie nicht verwundern, dass viele Weinbauern in langer Familientradition ihren ganz geheimen »Wunderessig« entwickelt haben. Einen Großteil dieser Rezepte, so meine ich, konnten wir allerdings in den letzten zwanzig Jahren ausfindig machen.

Vorsicht und Sorgfalt sind gefragt

Essig- und Weinherstellung sind das Ergebnis jahrhundertelanger Erfahrung. Diese Erfahrung kann man sich nicht einfach anlesen. Man braucht den Rat des Fachmannes. Bei der unfachmännischen Wein- und Essigherstellung können Gärnebenstoffe entstehen, die nicht nur den Geschmack und die Qualität des Essigs beeinträchtigen, sondern auch zu Vergiftungen führen können. Wenn Sie sich allerdings an die vorstehenden Anleitungen halten, werden Sie kaum solche Probleme haben. Achten Sie vor allem auf die einwandfreie Qualität der Ausgangsprodukte sowie auf peinliche Sauberkeit bei den verwendeten Gefäßen und Geräten.

Was Sie noch beachten sollten

Verwenden Sie für die Mostherstellung nur Obst, von dem Sie sicher sein können, dass es nicht (oder kaum) mit Chemikalien in Berührung gekommen ist. Obst aus biologischem Anbau erfüllt diese Anforderung in der Regel. Das Obst sollte überdies möglichst frisch sein, damit Fäulnisbakterien fern bleiben.

Wenn Sie Wein für die Essigherstellung kaufen, achten Sie darauf, dass Trauben oder Obst ebenfalls aus biologischem Anbau stammen. Außerdem sollte der Wein nicht geschwefelt sein. Im Zweifelsfall wenden Sie sich an einen Winzer in Ihrer Nähe, der Sie beraten kann.

Wenn Sie es vorziehen, fertigen Obstessig im Handel zu erwerben, sollten Sie darauf Wert legen, dass der Essig durch natürliche Gärung hergestellt wurde und keine Wärmebehandlung durchgemacht hat. Diese Essige sind normalerweise naturtrüb und haben zuweilen auch einen Bodensatz. Die klaren Essige sind meist destilliert, wobei wertvolle Inhaltsstoffe verloren gehen.

Reinheit und Frische der Früchte sind die wichtigsten Voraussetzungen für einen erfolgreichen Mostansatz. Fäulnisbakterien können alles verderben.

31

So wendet man Heilessig richtig an

In der Essigheilkunde gibt es viele bewährte Möglichkeiten, Essig mit den durch ihn in besonderer Weise aufgeschlossenen Kräutern, Gewürzen, Gemüse und Obstarten einzusetzen. Ob innerlich oder äußerlich angewendet – entscheidend ist seine segensreiche Wirkung für unsere Gesundheit.

Innerliche Anwendung

Die Einnahme

Die häufigste Anwendung ist sicher die Einnahme des Heilessigs, da der Essig seine Heilwirkungen von innen heraus am besten entfalten kann. Durch die orale Aufnahme des Heilessigs führt der natürliche Weg über die Verdauungsorgane und die Blutbahn bis in alle Körperzellen hinein. So können die pflanzlichen Heilmittel den gesamten Organismus stärken und harmonisieren.

Die Dosierung ist unterschiedlich und hängt von der beabsichtigten Wirkung ab. Entsprechende Hinweise finden Sie bei den einzelnen Krankheitsbildern.

Äußerliche Anwendungen

Der Einlauf

Er ist eine sehr wirkungsvolle Möglichkeit. Die Inhaltsstoffe des Heilessigs gelangen auf diesem Weg gleichfalls in die Blutbahn, jedoch ohne, dass sie der agressiven Belastung durch die Verdauungssäfte aus Magen und Zwölffingerdarm ausgesetzt sind.

Die meisten Krankheiten gehen mit einer Veränderung in der Bakterienbesiedelung des Darmes einher. Daher ist die günstige direkte Einwirkung des Heilessigs auf die Darmbakterien mit ein entscheidender Schlüssel zum Verständnis der überzeugenden Wirkungen von Heilessigeinläufen.

Jeder zur innerlichen Einnahme bestimmte Heilessig ist auch in der Verdünnung von bis zu fünf Esslöffeln pro Liter Wasser oder Kamillentee für Einläufe geeignet. Wir geben noch 25 Tropfen 20-prozentiges Grapefruitkernöl zu, um die Heilwirkung zu erhöhen.

....
Als Hauptursache für eine Vielzahl von Erkrankungen wird heute eine Fehlreaktion des Abwehrsystems im Darm angesehen. Mit Einläufen kann man deshalb eine unmittelbare Wirkung erzielen.
....

34

Ein bewährtes Rezept

Ein bewährter Einlaufessig zur Harmonisierung der Darmflora enthält ca. 50g frische Knoblauchzehen, 10g Fen-
chelpulver, 10g Bockshornkleesamen-Pulver, 10g Kamille, 5g Löwenzahntee und 5g Enzianwurzel-Pulver. Bei
frischen Zutaten verwenden Sie bitte die fünffache
Menge. Fenchel- oder Apfelessig sind als Basis ideal.

*Günstig ist es,
gleichzeitig ein Bad zu
nehmen. Dann kann
man sich zwischen
den Einläufen bequem
in der Wanne
entspannen.*

Wichtig ist es, keine zu großen Mengen auf einmal einzu-
führen, damit der Heilessig möglichst lange seine günstige
Wirkung im Darm entfalten kann und zunehmend seinen
Weg in höhere Abschnitte des Dickdarms findet. Erst zum
Schluss sollte man mit Hilfe einer größeren Menge eine
Darmentleerung anstreben.
Der Klysomat aus der Apotheke oder dem Sanitärfachhan-
del bzw. ein Irrigator eignen sich für einen Einlauf am
besten.

*Die Dampfinhalation
mit Heilessig über
dem heißen Wasser-
bad zählt zu den
besonders wirk-
samen Anwen-
dungsformen bei
Erkrankungen der
Atemwege.*

Das Inhalieren

Das ist eine weitere Möglichkeit,
Heilessig sowohl gezielt für Probleme im Atemtrakt als auch für innere Erkrankungen einzusetzen. Es
gibt zwei Möglichkeiten der Inhalation: Die Dampfinhalation über
dem heißen Wasserbad und die
Kaltinhalation mit dem Ultraschallvernebler. Beginnen Sie mit einem
Teelöffel Heilessig pro 100 Milliliter Inhalationsflüssigkeit und be-
obachten Sie die Reaktion Ihrer
Bronchien. Wenn sich nicht nach
fünf Minuten eine deutliche Erleichterung einstellt, können Sie
die eingesetzte Heilessigmenge
verdoppeln.

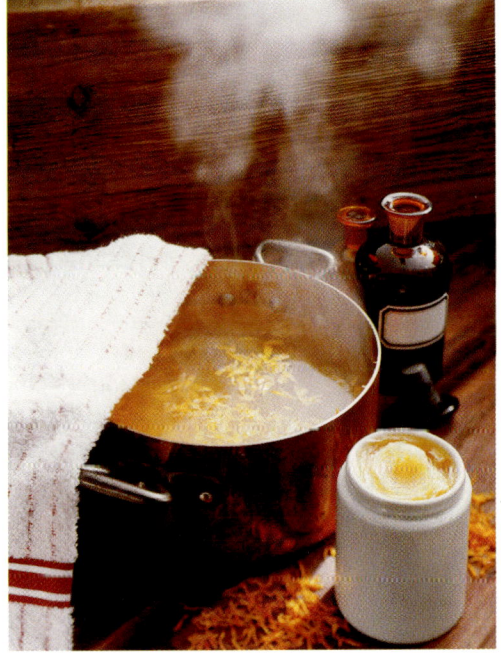

Vorsicht bei Allergien

Generell sollte man bei Inhalationen immer größte Vorsicht walten lassen. Selbst gegen die mildesten Heilkräuter kommen allergische Reaktionen vor. Dann ist es am besten, sofort den Hausarzt aufzusuchen und das Problem über regelmäßige Einnahme des Heilessigs, Heilessig-Packungen und -Bäder anzugehen.

Ganz allgemein ist ein Kaltdampfinhalator bzw. ein Ultraschallvernebler als Inhalationsgerät zu empfehlen. Heißdampfinhalationen sind auch mit Heilessig möglich, aber sie können auf lange Sicht zu einer vermehrten Anschwellung der Schleimhäute führen.

Dem kleinen Behälter eines Mikroinhalators sollten Sie neben destilliertem oder abgekochtem Wasser lediglich einen Tropfen Ihres Heilessigs zusetzen. Von Ihrem Empfinden während und nach der Inhalation hängt es ab, ob Sie eventuell die Tropfenzahl steigern. Meist ist dies jedoch nicht erforderlich.

Inhalationen wendet man meist bei akuten Beschwerden an. Sie können sie auch vorbeugend durchführen, dann aber höchstens einmal täglich und nicht länger als zehn Tage hintereinander.

Ein Micro-Inhalator hat sich bei Essig-Inhalationen hervorragend bewährt. Der Heilessig wird bei diesem Gerät durch ein Filterstäbchen von allen Stoffen befreit, die nicht in die Lunge gelangen sollen.

Das Gurgeln

Natürlich können Sie verdünnten Heilessig, ein bis drei Esslöffel auf 200 Milliliter Wasser, auch dazu benutzen, sich ein Gurgelwasser zu bereiten.

Im Hinblick auf die Temperatur – von Eiswasser bei akut entzündlichen Prozessen bis zu relativ warmer Flüssigkeit bei erschöpfter Stimme und Heiserkeit – sind unsere durchweg günstigen Erfahrungen derart unterschiedlich, dass sich Ausprobieren lohnt. Entscheidend ist das Gefühl nach etwa 15 Minuten. Eine anfängliche Erleichterung kann lediglich eine Art Betäubungswirkung sein. Achten Sie also genau auf Ihre Befindlichkeit nach der Anwendung.

Zusätzliche Heilstoffe

Die abwechselnde Zugabe von etwas Honig, Teebaumöl, Grapefruitkernöl, Zitronensaft und Askorbinsäure (ca. ein Gramm) hat sich stets bewährt, um den Krankheitserregern gänzlich den Garaus zu machen.

Übrigens: Wenn Sie das Gurgelwasser gelegentlich hinunterschlucken, bekommt Ihr Immunsystem im Darm auf direktem Weg die Information über die Art der Krankheitserreger und wird so schneller aktiv. In Zukunft können Sie dann durch regelmäßige Einnahme Ihres Heilessigs und durch die Umstellung auf eine rohkostreiche Ernährung von vornherein derartige Unbequemlichkeiten vermeiden.

Beim Gurgeln sollte man verschiedene Heilessigzubereitungen ausprobieren, bis die erwünschte Wirkung deutlich zu spüren ist.

Baden mit Heilessig

Mixen Sie das Heilessigbad Ihren Bedürfnissen entsprechend. Damit die Wirkung der Bäder voll zum Tragen kommt und Sie mit Genuss im Bad liegen können, beachten Sie bitte folgende Punkte:

◆ Die Wassertemperatur sollte 39 °C nicht überschreiten. Den Badezusatz erst ins Wasser geben, wenn die Badetemperatur erreicht ist.

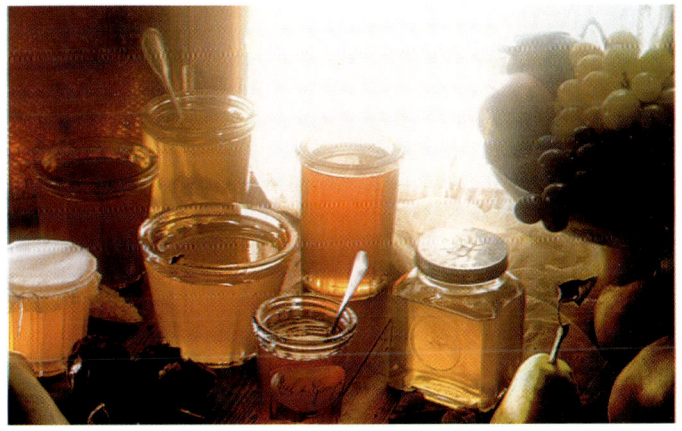

Gesund und erfrischend: Zwei TL Apfelessig und 1 TL Honig auf ein Glas Wasser – der Fitnessdrink zum Frühstück.

Bei Herzkranken darf die Badetemperatur nur zwischen 28 und maximal 33 °C liegen. Außerdem darf die Wasserhöhe nur bis zum Bauchnabel reichen, sonst besteht die Gefahr, dass der Kreislauf den Wasserdruck nicht verkraftet.

◆ Damit auch Venenkranke nicht auf ein wohltuendes Bad verzichten müssen, sollten sie die Beine aus dem Wasser herausnehmen und auf dem Wannenrand hochlegen. Dies beschleunigt die Entlastung der meist geschwollenen Beine. Gegen Ende der Badezeit die Beine im Wasser vorsichtig aufwärmen und nach Beendigung des Bades die Behandlung mit einem kalten Knie- oder Schenkelguss abschließen.

◆ Ein generelles Badeverbot gilt für Menschen mit unklaren Beschwerden im Bauchbereich. Bei ihnen besteht die Gefahr, dass es durch die Wärme zu einem Magen- oder Darmdurchbruch kommt.

◆ Vor jedem Bad, das nicht der Reinigung dient, sollte eine Ganzkörpertrockenbürstung erfolgen, damit abgestorbene Hautteilchen entfernt werden und die Haut besser durchblutet wird. So können die heilenden Wirkstoffe besser aufgenommen, Schadstoffe besser ausgeschieden werden. Beachten Sie dabei: Jede Kneippanwendung beginnt herzfern und arbeitet zum Herzen hin.

◆ Für ein Vollbad genügt ein Viertelliter Heilessig als Badezusatz.

Selbstverständlich können Sie dem Badewasser zusätzlich etwas Milch (am besten Rohmilch) oder süße Sahne hinzufügen, um dadurch die hautanregenden bzw. hautpflegenden Eigenschaften zu verstärken.

◆ Die durchschnittliche Badedauer sollte bei 20 Minuten liegen. In dieser Zeit sind die wichtigsten Stoffe in Haut und Blutbahn übergegangen. Doch bedenken Sie stets: Wichtiger als der Blick auf die Uhr ist natürlich immer Ihr persönliches Wohlbefinden. Entscheiden Sie also ganz individuell.

◆ Nach dem warmen Heilessigbad sollten Sie sich noch kurz mit kaltem Wasser abbrausen, um den Kreislauf anzuregen und die Hautdurchblutung zu fördern.

Ebenso wie bei Kräuterbädern ist auch bei Heilessigbädern zu beachten, dass man sie nicht öfter als zwei- bis höchstens dreimal pro Woche durchführen soll.

Eine Trockenbürstung des ganzen Körpers sorgt für eine gut durchblutete Haut. Dadurch können die Wirkstoffe des Heilessigs noch besser aufgenommen werden.

Waschungen mit Heilessig

Unser Heilkräuteressig eignet sich nicht nur für das Badewasser, sondern ebenso für Waschungen, Umschläge usw. Für Waschungen benötigen wir kaltes Wasser und einen Waschlappen. Noch besser ist es, ein grobes, nicht zu kleines Leinentuch in das Wasser-Heilessig-Gemisch zu tauchen.

Gehen Sie von einem Esslöffel Heilessig pro 100 Milliliter Wasser aus. Eine derartige Verdünnung wird auch noch von den Schleimhäuten toleriert, falls die Waschflüssigkeit, z. B. aus Versehen einmal in die Augen kommt. Am wirkungsvollsten ist die Ganzkörperwaschung. Tauchen Sie ein Tuch dazu ins Essigwasser ein und waschen Sie systematisch alle Körperbereiche. Tauchen Sie das Tuch zwischendurch immer wieder einmal ins Heilessigwasser ein.

In einigen Fällen empfehlen wir Ihnen auch Gesichtswaschungen. Dazu wird das Heilessigwasser wie oben zubereitet. Schließen Sie bei Gesichtswaschungen stets die Augen und verwenden Sie einen frischen Waschlappen oder Ihre Hände. Sie sollten Ihr Gesicht nach der Heilessigwaschung nur noch trocken tupfen.

Sollte dennoch einmal etwas von der Waschflüssigkeit in die Augen gelangen, spülen Sie diese sofort mit klarem Wasser aus. Wer besonders empfindlich ist, sollte allerdings auf Gesichtswaschungen mit Essiglösungen besser verzichten.

> Der bekannte Kneippsche Grundsatz: »Niemals kalt auf kalt oder heiß auf heiß« trifft auch auf Waschungen und Abreibungen mit Heilessig zu.

Heilessigumschläge

Für Heilessigumschläge bzw. Auflagen oder Kompressen wird ein feuchtes Leinentuch mit dem Heilessigwasser getränkt und auf die entsprechenden Körperstellen gelegt. Anschließend wird es mit einem trockenen Leinentuch abgedeckt. Über das Ganze wird dann noch eine wärmende Wolldecke gelegt.

Wir unterscheiden zwischen kalten und warmen Umschlägen, denn bei entzündlichen Erkrankungen ist es günstiger, mit Kälte zu behandeln, während chronische Leiden oftmals eine Behandlung mit Wärme erfordern.

◆ **Der kalte Heilessigumschlag:** Tauchen Sie ein grobes Leinentuch in das kalte (eventuell mit einigen Eiswürfeln gekühlte) Essigwasser, und wringen Sie es ein wenig aus, so dass es gut feucht, aber nicht nass ist.

Für einen großen Oberkörperumschlag legen Sie sich ins Bett, wobei Sie das Tuch über Ihren Oberkörper, genauer gesagt, über Brust, Bauch und oberes Drittel der Oberschenkel legen. Bedecken Sie das feuchte Tuch mit einem trockenen Leinentuch, das mindestens genauso groß sein sollte wie das feuchte Tuch, und decken Sie sich dann noch mit einer dicken Wolldecke zu. Lassen Sie den Umschlag so lange einwirken, wie er Ihnen nach dem anfänglichen Kältereiz angenehm ist (Faustregel: ca. 30 Minuten).

Nehmen Sie den Umschlag ab, wenn sich eine unangenehme, eventuell schmerzsteigernde Erwärmung entwickelt haben sollte.

Bei kleineren Umschlägen, z. B. um einzelne Gelenke, Beine und Arme, können Sie diesen Vorgang, der Ihnen ganz bestimmt Entspannung und Schmerzlinderung verschaffen wird, öfter hintereinander und mehrmals täglich durchführen. Es empfiehlt sich, nach der Anwendung eine kurze Erholungsphase einzulegen.

> Ein Umschlag sollte nur so lange liegen bleiben, wie Sie sich wohl fühlen. Treten unangenehme Wärme- oder Kälteerscheinungen auf, entfernen Sie den Umschlag sofort.

◆ **Der warme Heilessigumschlag:** Im Prinzip gehen Sie genauso vor wie beim kalten Heilessigumschlag, nur dass das Leinentuch diesmal in erwärmtes Heilessigwasser eingetaucht wird. Je wärmer Sie es aushalten, desto besser. Aber das Wasser darf auch nicht so heiß sein, dass Sie sich verbrühen.

Legen Sie das warme, getränkte Leinentuch – wie oben beschrieben – über den Oberkörper bzw. über die zu behandelnde Körperstelle. Bedecken Sie den feuchten Umschlag mit einem trockenen Leinentuch und dieses dann wiederum mit einer Wolldecke.

Natürlich dürfen Sie den warmen Umschlag nicht über bereits entzündlich heißen Körperstellen anwenden. Grundsätzlich darf er so lange anliegen, wie es Ihnen angenehm ist. Normalerweise nimmt man den warmen Umschlag nach 20 bis 30 Minuten wieder ab. Auch hier ist eine kurze Nachruhe zu empfehlen.

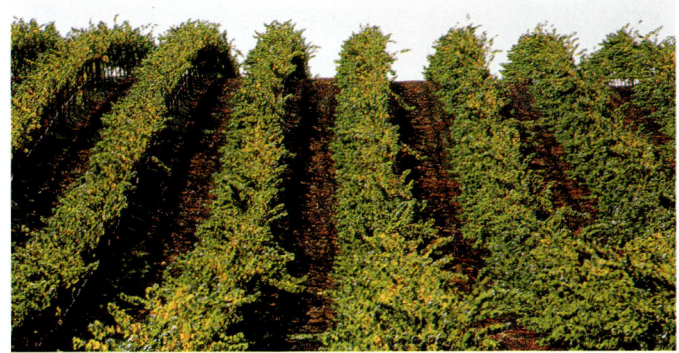

Vom Wein zum Heilessig. Viele Winzer vergären einen Teil des Rebensaftes zu Essig. Dieser Weinessig zeichnet sich durch besondere Würz- und Heilkräfte aus.

Fußpackungen mit Heilessig

Für eine Fußpackung eignen sich baumwollene, mit Essigwasser getränkte Socken, die man mehr oder weniger auswringt und dann anzieht. Darüber zieht man noch ein oder zwei weitere Paar wollener Strümpfe. Fußpackungen legt man am besten während der Nacht an. Man kann sie (wenn sie nicht vorher lästig werden) bis zum nächsten Morgen tragen. Geben Sie auf 200 Milliliter Wasser sechs Esslöffel Heilessig.

Fuß- und Handpflege

Wenn Sie Hornhaut oder Schwielen mit Heilessig behandeln wollen, baden Sie die Füße zuerst für etwa zehn Minuten in warmem Seifenwasser. Nach dem Abtrocknen tränken Sie ein Stück Baumwollgaze mit reinem Heilessig und legen es auf die zu behandelnde Hautpartie. Fixieren Sie die Gazeauflage mit einer Binde oder ziehen Sie Baumwollsocken darüber an. Die Essigauflage über Nacht einwirken lassen. Die Behandlung mehrfach wiederholen, bis die Hornhaut verschwunden ist. Geeignet ist reiner Apfelessig.

Für die Hand- bzw. Fußpflege eignet sich übrigens auch ein Hautöl, das zu gleichen Teilen aus Olivenöl und Heilessig hergestellt wird. Das Öl kann nach jedem Hände- bzw. Füßewaschen angewendet werden und hält die Haut glatt und geschmeidig.

> ....
> Fußpackungen mit Heilessig wirken über die Fußreflexzonen auf den ganzen Körper. Sogar für die Augen können sie eine Hilfe sein.
> ....

41

Welcher Essig ist der richtige?

Wer die Wahl hat, hat die Qual.
Um Ihnen die Wahl des richtigen Heilessigs
zu erleichtern, finden Sie nachfolgend die
»Steckbriefe« der wichtigsten Vertreter.
Entscheiden Sie dann, welche Ihren
Bedürfnissen am besten entsprechen.
Meist werden es mehrere sein, die Sie in
Ihre Hausapotheke aufnehmen sollten.

Bewährte Heilessig-zubereitungen für alle Anwendungen

Bevor wir im folgenden Kapitel ganz gezielte Anwendungsvorschläge für die wichtigsten Beschwerden und Krankheiten geben, sollen erst einmal die gängigsten Basisessige vorgestellt werden. Diese Heilessigsorten empfehlen wir auch als Basisessigsorten für die speziellen Rezepte. Es gibt aber noch einen Grund, weshalb wir sie hier extra herausstellen: Bei kleineren gesundheitlichen Problemen und akuten Infektionen reichen sie meist schon ohne weitere Zugaben für eine erfolgreiche Behandlung aus. Einige davon können Sie bereits käuflich erwerben.

Die hier vorgestellten Basisessige können bei leichteren Erkrankungen oder allgemeinem Unwohlsein auch als Heilmittel angewendet werden.

Zum Beispiel Knoblauch

Die Beobachtung zeigt, dass z. B. Knoblauchessig, dem erneut frischer lila Knoblauch zugesetzt wird, ein noch größeres Wirkungsspektrum hat als ein nur auf die eine oder andere Weise hergestellter Basisessig.

Ananasessig
wirkt anregend auf alle Verdauungsdrüsen. Sein hoher Mangangehalt soll bei Osteoporose die Kalkeinlagerung in die Knochensubstanz begünstigen. Er wirkt mild entwässernd und entzündungshemmend.

Apfelessig
beeinflusst den Cholesterinstoffwechsel im günstigen Sinn und wirkt regulierend auf Blutdruck und Kreislauf.

Aprikosenessig
wirkt zellschützend, blutreinigend und entgiftend, ist günstig für Haut, Haare und Nägel, hilft bei Atembeschwerden. Er macht fit und stärkt die Konzentrationsfähigkeit.

Baldrianessig

beruhigt auf milde Weise, ohne zu ermüden. Er ist wirkungsvoller als Hopfen, Johanniskraut oder Melisse, gleich in welcher Zubereitungsform.

Dattelessig

hat eine mild abführende, stoffwechselanregende und beruhigende Wirkung.

Feigenessig

wirkt ebenfalls mild abführend, verbessert aber auch Konzentrationsfähigkeit und hebt die Stimmung.

Grapefruitessig

ist am besten, wenn er aus der ganzen Frucht einschließlich Schale hergestellt wird. Er wirkt entzündungshemmend und antibakteriell über die normale Essigwirkung hinaus. Gleichzeitig erhöht er die Gefäßelastizität und erleichtert bei Nahrungsreduktion und Fasten den Fettabbau.

Heidelbeeressig

hilft bei Darmstörungen, Durchfall oder Verstopfung und wirkt entzündungshemmend. Der Blutfettspiegel wird günstig beeinflusst.

Holunderessig

wirkt bei Nervenentzündungen und Infektionen.

Honigessig

ist der Essig, der am wenigsten Allergien auslöst. Er reduziert sogar die Empfindlichkeit gegenüber Allergenen, wirkt verstärkt antibakteriell und lindert Husten.

Johannisbeeressig

wirkt bei Entzündungen auf Schleimhäuten, regt das Immunsystem und die Blutbildung an und verbessert die psychische Stimmungslage.

> Honigessig wird aus Met, einem Honigwein, hergestellt. Er ist in jedem guten Reformhaus erhältlich.

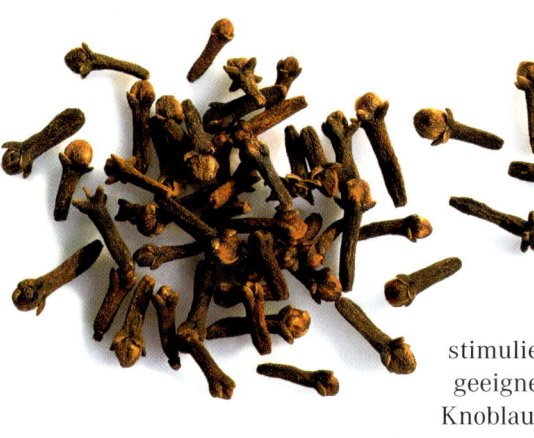

Kirschessig

wirkt entzündungshemmend und schmerzlindernd bei rheumatischen Erkrankungen.

Knoblauchessig

senkt leicht den Cholesterinspiegel, wirkt infektionshemmend, fördert die Durchblutung und stimuliert das Immunsystem. Besonders geeignet ist lila Knoblauch. Je farbiger die Knoblauchzehe ist, mit der der Essig angesetzt wurde, umso mehr zusätzliche Wirkstoffe im Verhältnis zur weißen Zehe enthält sie.

Kurkumaessig

ist ein Geheimtip für Fastenkuren; er beruhigt den nervösen Darm und unterstützt seine Erholung.

Molkeessig

harmonisiert die Darmflora und wirkt dadurch antiallergisch und hautreinigend. Milchallergiker sollten vorsichtig sein, werden sich aber vermutlich wundern, dass er kaum allergische Reaktionen auslöst. Ebenfalls besonders günstig für die Fastenkur.

> ....
> Die Selbstherstellung von Molkeessig ist problematisch. Besser ist es, ein fertiges Produkt zu erwerben.
> ....

Orangenessig

ist besonders wirksam, wenn er aus der ganzen Frucht einschließlich der Schale hergestellt wird. Vitalisiert und weckt das Immunsystem auf. Kräftigt Haut, Haar und Bindegewebe.

Papayaessig

gilt als ein hervorragender Vitalisator, er stärkt Herz und Kreislauf. Außerdem hat er eine kräftige und anregende Wirkung auf das körpereigene Immunsystem.

Pfirsichessig

hilft bei allergischen Reizungen von Schleimhäuten, stärkt Bindegewebe und Kreislauf.

Preiselbeeressig
wirkt bei Gelenkbeschwerden und Nervenentzündungen.

Quittenessig
hilft bei Brandwunden, wobei nicht der Schleim im Vordergrund zu stehen scheint, sondern ein noch nicht exakt analysierter Wirkstoff.

Rotweinessig
beeinflusst den Cholesterinstoffwechsel günstig und wirkt gegen Fettablagerungen an Gefäßen besser als Rotwein.

Stachelbeeressig
wirkt entgiftend und erleichtert die Atmung; ist gut für Haarwuchs und Hautgesundheit. Er kräftigt Gefäße und Bindegewebe.

Wachholderessig
hat intensive keimtötende Wirkungen, führt aber bei innerlicher Anwendung häufig zu Schleimhautreizungen. Deshalb nur bedingt empfehlenswert.

Walderdbeeressig
erfrischt und belebt, regt das Immunsystem an.

Weißweinessig
regt den Stuhlgang an, lindert entzündliche Prozesse in den Harnwegen und wirkt beruhigend sowie stimmungshebend. Man schreibt ihm auch eine beruhigende Wirkung auf Nervenentzündungen zu.

Zwetschgenessig
regt die Darmfunktion an, wirkt antiallergisch, krampflösend und gefäßwandabdichtend.

Zwiebelessig
wirkt in vieler Hinsicht ähnlich wie Knoblauchessig, jedoch ohne die Geruchsbelästigung. Er ist infektionshemmend, desinfizierend und normalisiert Blutdruck- und Blutfettwerte.

Wie beim Knoblauch, so spielen auch bei den Zwiebeln die Farben eine Rolle. Die Heilwirkung roter Zwiebeln ist stärker als die von weißen Zwiebeln.

Die besten Heilessigrezepte

Die im Folgenden vorgestellten Heilessigrezepte haben häufig eine lange Tradition und sind bewährt. Wir konnten inzwischen über 700 derartiger Rezepte vergleichen und überprüfen. Die besten und wirksamsten haben wir für Sie zusammengestellt.

Erfahrungen aus der Praxis

In dieses Buch haben wir nur Rezepte aufgenommen, die sich in unserer Praxis als wirkungsvoll erwiesen haben. Deshalb werden Sie zu den einzelnen Krankheitsbildern unterschiedlich viele Rezepte finden, eventuell aber auch das eine oder andere Krankheitsbild in der Auflistung vermissen.

Krankheiten, die sich über längere Zeit herausgebildet haben, kann man nicht an einem Tag heilen. Es braucht Geduld, bis die gesunden Kräfte die Oberhand gewonnen haben.

Heilung braucht Geduld

Die milde Wirkung des Heilessigs erfordert einige Wochen Geduld, bis ein spürbarer und anhaltender Erfolg eintritt. Bitte bedenken Sie, dass viele unserer Krankheiten Jahre oder gar Jahrzehnte brauchten, bis sie als Rheuma, Arthrose, Arteriosklerose usw. für uns spürbar wurden. Folglich brauchen Heilungprozesse auch ihre Zeit.

Ärztliche Kontrolle erforderlich

Vor allem bei chronischen Krankheiten ist gleichzeitig eine ärztliche Verlaufskontrolle unbedingt erforderlich, damit auf keinen Fall Zeit für eine andere Therapie verloren geht.

Was Sie bei der Anwendung beachten sollten

Halten Sie sich anfangs an die von uns empfohlenen Dosierungen und bedenken Sie, dass viele Pflanzenstoffe bereits in sehr niedrigen Mengen wirksam sind. »Viel hilft viel« trifft innerhalb der Essigheilkunde auf keinen Fall zu. Ganz im Gegenteil: Während feinste Dosierungen die besten Wirkungen zeigen, können zu hohe Wirkstoffmengen Reize ausüben, die unangenehme Folgen haben.

Lediglich wenn wir eine gewisse Intensität der keimfeindlichen Wirkung anstreben, kann eine Erhöhung der Menge sinnvoll sein.

Bei den nachfolgend aufgeführten Krankheiten liegen eindeutige Erfahrungen über die Wirksamkeit des Heilessigs vor. An dieser Stelle müssen wir aber auch darauf aufmerksam machen, dass Heilpflanzen, Gewürze und ätherische Öle ebenso wie viele andere Substanzen manchmal Allergien auslösen können.

Vorsicht, Allergien!

Allergien befinden sich allgemein auf dem Vormarsch. Daher ist prinzipiell Vorsicht geboten, wenn Sie erstmals Pflanzen, Gewürze oder ätherische Öle einsetzen, mit denen Sie noch keine Erfahrungen gemacht haben.

Bei der Verwendung hochwertiger Grundstoffe sind Allergien zwar unwahrscheinlich, können aber im Einzelfall dennoch vorkommen. Sehen Sie deshalb vor allem davon ab, sich von Kopf bis Fuß mit einem Heilessig einzureiben, in den Sie Pflanzen hineingemischt haben, die Sie zuvor noch nie angewendet haben. Probieren Sie ihn zunächst an einer kleinen Stelle – am besten in der Ellbogenbeuge – aus, um die Reaktion abzuwarten.

Wenn Sie Kräuter und Gewürze verwenden wollen, über deren Herkunft und Qualität Sie sich nicht sicher sind, sollten Sie diese auf jeden Fall abkochen. Das widerspricht zwar dem Grundbestreben der Heilessigtherapie nach höchstmöglicher Lebendigkeit der Ursprungsstoffe, doch mit der leider recht häufigen mikrobiellen Belastung durch Keime und Schimmelpilze ist nicht zu spaßen!

Unserem Bestreben, möglichst die ganze Pflanze oder Frucht mit dem Essig aufzuschließen, weil sich wichtige Wirkstoffe z.B. direkt unter der Schale oder in der Schale befinden, steht der intensive Einsatz von Konservierungs- und Spritzmitteln entgegen.

Wenn Sie für die Heilessigzubereitung Zusatzstoffe – also Pflanzen und Kräuter – verwenden, deren Ursprung unbekannt ist, sollten diese Produkte abgekocht werden, damit Keime oder Schimmelpilze keine Chance haben.

Viele allergische Reaktionen werden aber durch Spritzmittel und Konservierungsstoffe ausgelöst, während man fälschlicherweise die Pflanze dafür verantwortlich macht.

Für die geringen Mengen, die Sie zur Herstellung Ihres Heilessigs benötigen, sollten Sie deshalb auf höchste biologische Qualität und Schadstofffreiheit achten. Lassen Sie lieber mal eine Zutat weg, wenn Sie sich über deren Qualität und einwandfreien Zustand nicht im Klaren sind.

....
Um allergene Belastungen weitestgehend auszuschließen, sollten Sie darauf achten, dass alle Zutaten aus biologischem Anbau stammen, also frei von Schadstoffen sind.
....

Auskunft vom Fachmann
....

Bitte fragen Sie im Zweifel Ihren Apotheker, der über eine Datenbank entsprechende aktuelle Informationen abrufen kann. Er wird Ihnen auch Erklärungen zu durchaus positiv zu wertenden Erstverschlimmerungen geben können, die lediglich ein Zeichen dafür sind, dass Ihr Körper beginnt, sich mit der Lösung Ihres Krankheitsproblems ernsthaft auseinander zu setzen.

So wird der individuelle Heilessig hergestellt

- Grundsätzlich sollte jede Zutat im Mörser, Fleischwolf oder Mixer soweit wie möglich zerkleinert werden.
- Die angegebenen Mengen gelten immer für 0,75 bis ein Liter Essig.
- Eichenrinde und Zinnkraut sollten stets zur Hälfte gekocht zugegeben werden.
- Wenn Sie bestimmte Kräuter, Gewürze, Früchte und Gemüse, die in den Rezepten genannt werden, nicht bekommen können, so bedenken Sie bitte immer, dass auch schon ein einzelner der aufgeführten Stoffe sehr wirksam ist. Sie können also durchaus einmal etwas weglassen, ohne gleich eine erhebliche Wirkungsminderung befürchten zu müssen.

Da sich dieses Problem relativ häufig ergibt, gehen Sie bitte wie folgt vor: Für 0,75 bis 1 Liter Essig benötigt man 50 bis 60 Gramm Trockenkräuter oder Gewürze bzw. die dreifache Menge an frischen Kräutern. Die Menge des leicht feuchten Frucht- oder Gemüsetresters sollte bei ca. 250 Gramm liegen.

◆ Wenn Sie nicht alle in den einzelnen Rezepten angegeben Heilkräuter, Gewürze, Obst- oder Gemüsesorten bekommen können, erhöhen Sie einfach die Menge der anderen Einzelstoffe derart, dass Sie die entsprechenden Grundmengen wieder erhalten. In den meisten Fällen werden die Wirkstoffe immer zu gleichen Teilen verwandt. Ein davon abweichendes Verhältnis ist im Originalrezept ausdrücklich erwähnt.

◆ Unsere Rezepte enthalten keinerlei geschmacksverbessernden Zusätze, wie dies zuweilen bei Tees erforderlich ist, damit sie überhaupt genießbar sind. Sollte eine Heilessigmischung einmal etwas unangenehm schmecken, so sollte man das akzeptieren und nicht durch zu starkes Verdünnen oder durch fremde Zusätze die Wirkung vermindern. In den meisten Fällen ist der Geschmack aber sehr angenehm.

> Wenn nicht alle in den Rezepten angegebenen Zutaten zur Verfügung stehen, erhöhen Sie die Menge der anderen Heilpflanzen und Zusätze, so dass die angegebene Gesamtmenge erreicht wird.

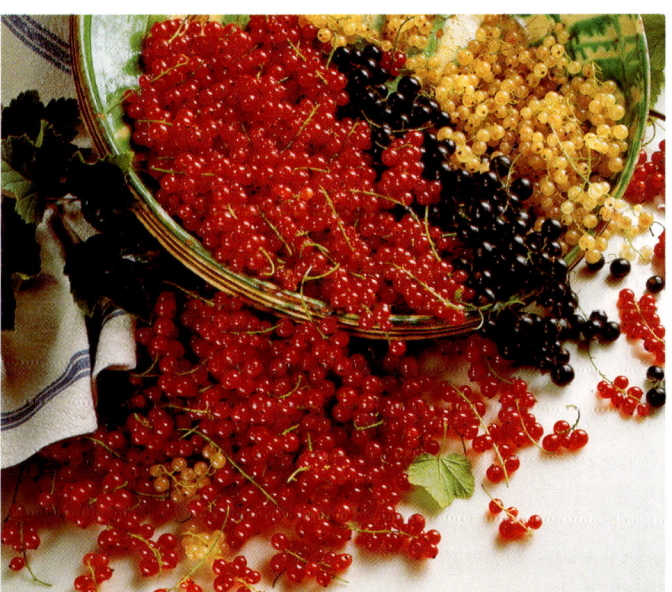

Auf ein Liter Essig benötigt man etwa 250 Gramm des noch leicht feuchten Fruchtmarks, das aus dem gut gewaschenen und zerkleinerten Obst hergestellt wird.

Dosierung und Zeitpunkt beachten

Heilessigzubereitungen sollten immer vor den Mahlzeiten eingenommen werden, damit die darin enthaltenen Wirkstoffe die Verdauung unterstützen können.

Nehmen Sie Ihren mit lauwarmem (eventuell destilliertem) Wasser verdünnten Essig direkt vor dem Essen ein, damit seine Enzyme die Verdauung unterstützen können.

Die Dosis von einem Teelöffel (TL) bis zu maximal zwei Esslöffeln (EL) pro 200 Milliliter Wasser dreimal täglich direkt vor den Hauptmahlzeiten zusammen mit 1 TL Honig oder roher, schwarzer Zuckerrohrmelasse sollte kein Brenngefühl im Magen verursachen, wie es z.B. nach dem Genuss eines starken alkoholischen Getränks auftritt. Fangen Sie mit einem Teelöffel an, und steigern Sie nur, wenn Ihr Magen sich dadurch wohler fühlt.

Der Gesundheitsessig für jeden Tag

Wenn Sie nicht gleich einen speziellen Essig für Ihre individuelle gesundheitliche Situation zubereiten möchten, können Sie natürlich einfach einmal vier Wochen lang Apfelessig mit Honig bzw. Apfelessig mit roher, schwarzer Zuckerrohrmelasse einnehmen. Trinken Sie morgens nach dem Frühstück ein Glas in der oben angegebenen Dosierung, wobei Sie am besten täglich zwischen Honig und Zuckerrohrmelasse als Zusatz wechseln. Sie werden feststellen, dass sich Ihr Wohlbefinden von Tag zu Tag verbessert und insbesondere Stoffwechsel und Verdauung angeregt werden und einwandfrei funktionieren.

Wenn Sie sich generell recht fit fühlen, aber etwas für die Gesundheitsvorsorge tun wollen oder eine allgemeine Leistungssteigerung anstreben, lohnt sich die Mühe, anstelle des Apfelessigs den folgenden Fitnessessig einzusetzen.

Mit Fitnessessig schnell in Hochform

Basisessig: Apfelessig, Aprikosenessig, Artischockenessig, oder Paprikaessig
Kräuteressig: Ginseng, Taigawurzel, grüner Tee, Weißdorn (jeweils 20 g)

Die allgemeine Verbesserung Ihres Wohlbefindens wird Ihnen Mut machen, noch mehr für Ihren Körper zu tun.

Ginseng nicht zu häufig anwenden

Die langzeitige Einnahme von ausreichend dosiertem Ginseng kann zu Nervosität, Hautausschlägen, Ödemen und Bluthochdruck führen. Nach der dritten Heilessigflasche daher für drei Flaschen mit dem Ginseng aussetzen oder zum Obstessig wechseln.

Heilessige zur Verbesserung des allgemeinen Wohlbefindens

Gemüseessig aus Zwiebeln, Paprika (200 g feuchter Trester) und Knoblauch (je nach Geschmack 10 g bis 50 g)

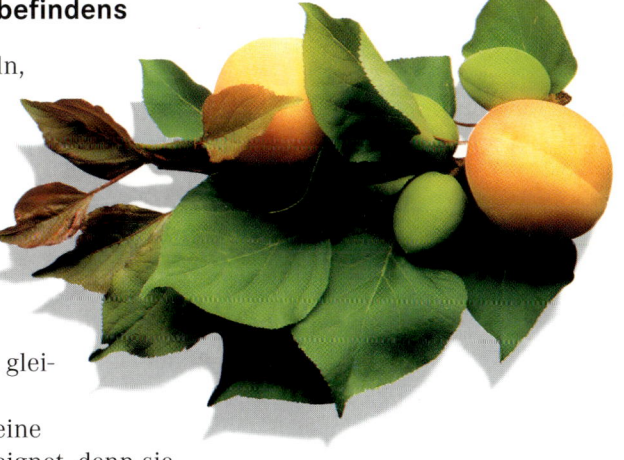

Obstessig aus Aprikose, Brombeeren, Datteln, Grapefruit, Papaya (250 g feuchter Trester zu gleichen Teilen)
Diese Heilessige sind für eine lebenslange Einnahme geeignet, denn sie ersetzen zumindest ein Multimineralpräparat und enthalten wichtige Enzyme und Vitamine.

55

Heilessig-
anwendungen
von A bis Z

Die folgenden Heilessigrezepte für eine
Reihe häufiger Krankheiten sind in der
Praxis vielfältig erprobt und haben ihre
Wirksamkeit bewiesen. Sie schaffen
Linderung und tragen zur Heilung
entscheidend bei. Bedenken sie jedoch
immer, dass ernsthafte Erkrankungen,
vor allem chronische, in ärztliche
Behandlung gehören.

So hilft Heilessig

Abszess

Beim Abszess handelt es sich um eine bakterielle Hautinfektion mit Eiterbildung. Wenn sich ein Abszess nicht von selbst entleert, ist ein Arztbesuch unumgänglich. Bei häufigem Auftreten ist eine Ernährungsumstellung mit viel Flüssigkeit und Rohkost erforderlich!

Die Wirkstoffzusammensetzung der Heilessigsorten hat eine blut- und hautreinigende sowie desinfizierende Zielsetzung.

....

Mit einem Abszess ist nicht zu spaßen! Wenn er sich nach einigen Tagen nicht von selbst entleert, sollte unbedingt ein Arzt zu Rate gezogen werden.

....

Innerliche Anwendung

Basisessig: Apfelessig oder Knoblauchessig

Kräuteressig: Wachholder (5 g), Mohn (5 g), Bittersüß (15 g), Eichenrinde (5 g), Walnussblätter (20 g)

Kräuteressig: Vanille, Mazis, Bittersüß (50 g zu gleichen Teilen)

Mischessig: lila Knoblauch oder Bärlauch (50 g), Wachholder (5 g), Brombeeren (80 g)

Täglich 2- bis 3-mal 2 TL auf 200 Milliliter Wasser. Mit äußerlicher Anwendung kombinieren.

Äußerliche Anwendung

Geben Sie etwas von Ihrem Heilessig in ein Tropffläschchen und tropfen Sie davon stündlich ein wenig auf den Abszess. Vorsichtig verteilen. Alternativ geben Sie abwechselnd die gleiche Tropfenzahl Essig und Teebaumöl bzw. Essig und Grapefruitkernöl auf den Abszess. Ebenfalls vorsichtig verteilen.

Sie können die gleiche Mischung auch auf ein Heftpflaster tropfen und damit den Abszess bedecken. Spätestens alle acht Stunden wechseln. Mit der innerlichen Anwendung (siehe oben) kombinieren.

Nach drei Tagen muss eine deutliche Besserung eingetreten sein, sonst ist ein Arztbesuch unumgänglich. Gefahr der Blutvergiftung!

Akne

Verstopfte Talgdrüsen können sich leicht entzünden. Die antibakterielle Wirkung des Essigs wird durch die bewährten Heilpflanzenauszüge ergänzt. Reiben und Ausdrücken der Pickel verschlimmern die Akne. Die Wirkung der Heilessige ist überwiegend hautreinigend, beruhigend und desinfizierend.

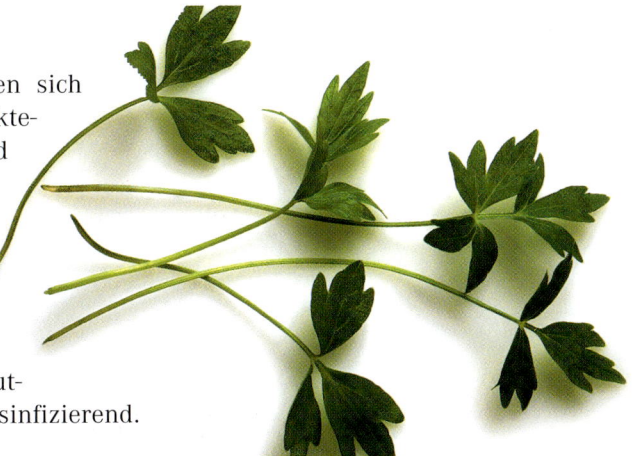

Äußerliche Anwendung

Basisessig: Apfelessig, Kirschessig oder Molkeessig
Kräuteressig: Ringelblume, Kamille, Stiefmütterchen, Kurkuma, Zimt (je 10 g)
Obstessig: Orangen, Walderdbeeren, Brombeeren, Aprikosen, Pfirsiche (je 50 g feuchter Trester)
Gemüseessig: Meerrettich, Spargel, Zwiebel, Artischocken (200 g zu gleichen Teilen), Liebstöckel (30 g)
Geben Sie auf eine Tasse Wasser einen Esslöffel Ihres Essigs und tupfen Sie mit dieser Lösung mehrmals die Hautunreinheiten ab.
Sie können diesen verdünnten Heilessig auch anstelle eines Gesichts- oder Rasierwassers verwenden.
Die Zugabe von zehn Tropfen Grapefruitkernöl oder Teebaumöl auf 200 Milliliter ergänzt die Wirkung des Heilessigs in überzeugender Weise.
Täglich frisches Obst und Rohkost unterstützen die hautreinigende Wirkung.

Unter Akne leidende Menschen haben oft einen erheblichen Zinkmangel. Diesem Umstand wurde bei der Zusammenstellung dieser Rezepturen Rechnung getragen.

Jod besser meiden

Wer akneanfällig ist, sollte Jod meiden, weil es Akneausbrüche fördern kann. In Fastfood und Milch befindet sich häufig viel Jod als Rückstand aus der Desinfektion der Verarbeitungsanlagen und aus Tiermedikamenten.

Allergien, Nahrungsmittelallergien

Nahrungsmittelallergien sind heute weit verbreitet und gelten als Ursache vieler Erkrankungen. Beschwerden wie Herzschwäche, Gelenk- und Muskelbeschwerden, chronische Müdigkeit, Konzentrationsschwäche, Migräne, Darmentzündungen, Hautausschläge, Asthma, Depressionen und Ängste werden durch allergische Reaktionen unseres Körpers auf minderwertige Eiweißstoffe aus tierischer und schlecht verdauter Nahrung ausgelöst. Die häufigsten Allergieauslöser sind Getreideprodukte aus Weizen und Mais, Milchprodukte, Koffein, Hefe und Zitrusfrüchte. Milchprodukte finden wir heute in den meisten industriell hergestellten Nahrungsprodukten, sogar in der Wurst.

....

Wenn sich bei der Heilessiganwendung Allergien zeigen oder bestehende Allergien verstärkt werden, brechen Sie die Behandlung sofort ab und wechseln die Rezeptur.

....

Primäre und sekundäre Allergien

Während die primäre Nahrungsmittelallergie sofort durch deutliche körperliche Symptome auf sich aufmerksam macht, merken wir den Ablauf einer sekundären Nahrungsmittelallergie meist erst, wenn es fast schon zu spät ist. Sekundäre Allergien wirken sich langsam und unbemerkt an Gefäßen und Gelenken aus. Allerweltsdiagnosen wie Rheuma oder Arthrose werden gestellt. Eine fachärztliche Untersuchung auf Immunglobulin G kann weiterhelfen.

Honigessig, Kurkumaessig und Molkeessig dämpfen allgemein die Tendenz unseres Abwehrsystems zu überschießenden Reaktionen. Bewährte Kräutermischungen gibt es nicht. Hier steht die Ursachenbeseitigung im Vordergrund. Entscheidende Hilfe kann eine Honig- oder Molkeessigfastenkur, jedoch nur unter fachkundiger Überwachung, bringen. Wir dehnen diese Fastenkur so lange wie möglich aus. Nach 14 Tagen bis drei Wochen tritt meist eine deutliche Erleichterung der Beschwerden ein.

Wenn wir anschließend beginnen, Tag für Tag immer nur ein weiteres Nahrungsmittel in die Ernährung einzubeziehen, können wir die sonst verborgene allergische Reaktion an einer deutlichen Zunahme der Beschwerden erkennen. Es empfiehlt sich, diesen Nahrungsstoff dann für die Zukunft zu meiden.

Honigessig löst äußerst selten allergische Reaktionen aus. Er versorgt jedoch den Körper nicht nur mit lebenswichtigen Vitalstoffen, sondern unterstützt die Ausscheidung von Giftstoffen während der Fastenkur besser als alle anderen Fastengetränke. Unter fachlicher Anleitung kann der Kurkumaessig helfen, eventuelle Fastenkrisen zu steuern. (Zum gleichzeitigen Einsatz von Grapefruitkernöl siehe unter Darmpilzinfektionen). Bedenken Sie jedoch, dass längere Fastenkuren immer unter ärztlicher Kontrolle durchgeführt werden sollten. Sonst sind ernsthafte Gesundheitsstörungen nicht ausgeschlossen.

Arteriosklerose

Arterienverkalkung ist die Folge einer zu eiweiß- und fettreichen Ernährung. Wenn Sie eine deutliche Besserung erzielen wollen, dann sollten Sie tierische Fette und tierische Eiweiße in Ihrer Ernährung so weit wie möglich reduzieren. Erst wenn das Blut von der Ernährungsseite nicht mehr mit minderwertigen Eiweißstoffen und Fetten belastet ist, gelingt es dem Essig mit den seit altersher bewährten Wirkstoffen die Ablagerungen in den Gefäßen abzubauen.

Innerliche Anwendung
Basisessig: Apfelessig, Zwiebelessig oder Knoblauchessig
Kräuteressig: Gewürznelken, lila Knoblauch, Mazis, Safran und Zimt (50 g zu gleichen Teilen)
Kräuteressig: Ginko, lila Knoblauch, Bischofskraut (60 g zu gleichen Teilen)
Täglich 2- bis 3-mal 1EL auf 200 Milliliter Wasser einnehmen

Bei Arteriosklerose kann Heilessig den Heilungsprozess unterstutzen. Eine völlige Ausheilung ist aber nur möglich, wenn eine Umstellung der Lebensweise damit einher geht.

Atembeschwerden

(siehe unter Bronchitis)

61

Augenbeschwerden

Ob im Beruf durch die Arbeit am Bildschirm bzw. mit kleinen Schriften oder in der Freizeit (Fernsehen, Lesen) – tagtäglich werden unsere Augen bis an die Grenze ihrer Möglichkeiten gefordert. Ohne eine Brille wären die meisten von uns schon gar nicht mehr in der Lage, ihren Beruf auszuüben. So wichtig die Brille für ein entspannteres Sehen ist, so sehr zwingt sie unsere Augenmuskulatur jedoch in eine fixierte Stellung.

Die folgenden Heilessigsorten helfen unseren Augen, von innen heraus und in Verbindung mit der Augenkompresse, sich wieder zu entspannen und zu regenerieren.

....

Gönnen Sie sich hin und wieder eine Erholungspause für Ihre Augen. Besonders vor dem Schlafengehen wirkt eine Essigkompresse oft Wunder. Der Schlaf wird dann für Sie und Ihre Augen noch erholsamer.

....

Äußerliche Anwendung

Basisessig: Apfelessig oder Molkeessig
Kräuteressig: Augentrost, Fenchelsamen, Habichtskraut, Rosenblütenblätter und Kamille (50 g zu gleichen Teilen)
Kompresse abends vor dem Zubettgehen auflegen. Mindestens 20 Minuten einwirken lassen.

Innerliche Anwendung

Basisessig: Apfelessig oder Molkeessig
Kräuteressig: Augentrost, Fenchelsamen, Habichtskraut, Vanille und Walnussblätter (50 g zu gleichen Teilen)
Täglich 2- bis 3-mal 1 EL auf 200 ml Wasser einnehmen.

Essigkompressen für die Augen

Geben Sie in ein Gefäß mit 100 Milliliter warmem Wasser bis zu ein Esslöffel Essig. Tauchen Sie ein Papiertuch hinein, und reiben Sie mit dem angefeuchteten Tuch vorsichtig von außen in Richtung zur Nase mehrmals über die geschlossenen Augen . Diese Verdünnung ist erfahrungsgemäß angenehm für die Augen. Nur wenn Sie ein Brennen verspüren, sollten' mit Wasser nachspülen. Sie können das essigfeuchte Tuch auch eine Weile auf den Augen liegen lassen.Die günstigste Einwirkungszeit liegt bei etwa zehn Minuten.

Ausfluss

Ausfluss aus der Scheide gehört zu den häufigsten und besonders lästigen Frauenbeschwerden. Die folgenden Anwendungsvorschläge können zur Überwindung des Problems beitragen.

Äußerliche Anwendung (für Scheidenspülungen)
Basisessig: Apfelessig oder Molkeessig
Heilessig: Safran, Kurkuma, Kamille (50 g zu gleichen Teilen) sowie fünf Tropfen Grapefruitkernöl, die erst dem verdünnten Essig zugegeben werden.

Innerliche Anwendung
Basisessig: Apfelessig oder Molkeessig
Heilessig: Frauenmantel, Taubnessel, Liebstöckel, Feigen, Kurkuma (60 g zu gleichen Teilen)

Blähungen

Blähungen sind die Folge ungenügender Verdauung. Wenn keine Nahrungsmittelallergie vorliegt (siehe auch dort), dann bildet Ihr Verdauungstrakt nicht genügend Verdauungsenzyme oder Sie essen einfach zu viel. Es kann auch sein, dass Sie Ihre Nahrung falsch zusammenstellen. Erfahrungsgemäß sollte man eiweiß- und kohlehydratreiche Nahrung nicht zusammen verzehren, weil hierfür unterschiedliche Verdauungssaft-Konzentrationen erforderlich sind. Die folgenden Heilessigmischungen regen die Produktion der Verdauungssäfte an und ergänzen sie.

Blähungen sind äußerst unangenehm. Trennkost ist eine Möglichkeit, das gestörte Gleichgewicht der Verdauungssäfte wieder in Ordnung zu bringen. Der Heilessig hat unterstützende Wirkung.

Innerliche Anwendung
Basisessig: Apfelessig, Molkeessig oder Johannisbeeressig
Kräuteressig: Fenchelsamen, Kümmelsamen, Anissamen, Koriandersamen (je 10 g), Ingwer, frisch (30 g)
Obstessig: Heidelbeeren, Grapefruit, Äpfel, Johannisbeeren (250 g feuchter Trester zu gleichen Teilen)
Gemüseessig: Fenchel, Gurken, Karotten, Sauerkraut, (250 g zu gleichen Teilen)

Blasenentzündung und Bl

Ständiger, meist geringfügige
stechende Schmerzen beim W
chen einer Blasenentzündung
Die Heilessigsorten sind unter
licher antibakterieller Wirkun
gen meist rasch eine Erle
Beschwerden sollte der Arzt k

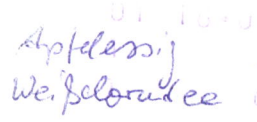

Innerliche Anwendung
Basisessig: Apfelessig, Molkeessig oder schwarzer Johannisbeeressig
Kräuteressig: Liebstöckel, Thymian, Orthosiphon, Hauhechel, Goldrute (50 g zu gleichen Teilen)
Obstessig: Johannisbeeren, Zwetschgen, Himbeeren, Walderdbeeren (250 g feuchter Trester zu gleichen Teilen)
Gemüseessig: Gurken, Kürbis, Rettich, Zwiebeln (250 g feuchter Trester zu gleichen Teilen)

....
Da sich eine im
Grunde harmlose
Blasenentzündung
leicht zur gefährlichen
Nierenbeckenentzünd
ung ausweiten kann,
ist ärztlicher Rat
unbedingt
erforderlich.
....

Blutdruck, zu niedriger

Der niedere Blutdruck wird gerne als eine ungefährliche Krankheit abgestempelt. Das ist eigentlich unverständlich, denn ständiges Frieren, andauernde Müdigkeit und zeitweises Aussetzen des Gedächtnisses sind nicht nur deprimierend, sondern auch die Ursache mancher Unfälle. Nahrungsmittelallergien oder verborgene Entzündungsherde können eine Ursache sein. Wird dies ausgeschlossen, können meist gesteigerte körperliche Betätigung, Ganzkörperbürstungen und auch zunehmend kalte Wasseranwendungen helfen.
Der Heilessig weckt die Lebensgeister, dämpft allergische Reaktionen und regt das Immunsystem an.

Innerliche Anwendung
Basisessig: Apfelessig
Kräuteressig: Paprika, Pfeffer, Chili, Rosmarin und Galgant, getrocknet (50 g zu gleichen Teilen)

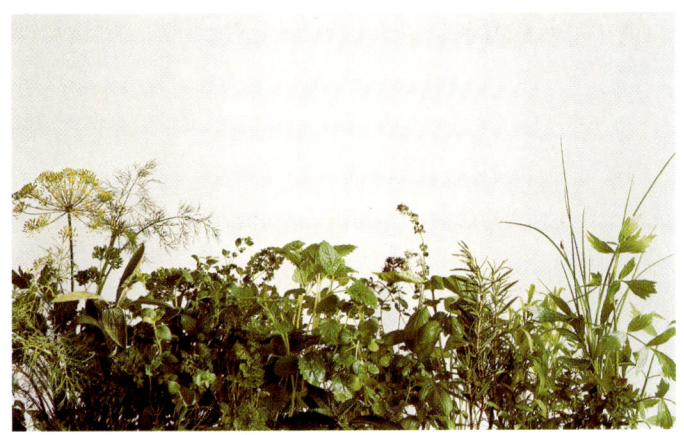

Die sanfte und nebenwirkungsfreie Heilkraft der Kräuter wird durch den Aufschluss mit Essig konzentriert und verstärkt. Durch eine entsprechende Wirkstoffkombination sind die meisten Beschwerden einer gezielten Behandlung zugänglich.

Blutdruck, hoher

Ihn auf die leichte Schulter zu nehmen wäre äußerst gefährlich. Er gehört unbedingt in ärztliche Behandlung.
Besonders in Verbindung mit einer Fastenkur und entspannender Atmosphäre wirken die folgenden Heilessigsorten erstaunlich gut.

Innerliche Anwendung
Basisessig: Apfelessig oder Zwiebelessig
Kräuteressig: Olivenblätter, lila Knoblauch, Piment und Weißdorn (50 g zu gleiche Teilen)
Obstessig: Äpfel, Bananen, Erdbeeren (250 g feuchter Trester zu gleichen Teilen)
Gemüseessig: Sellerie, Paprika, Schikoree, Rotkohl, Zwiebel (250 g feuchter Trester zu gleichen Teilen)

Brandwunden

Nur leichte Verbrennungen, die durch Hautrötungen gekennzeichnet sind, sollten in Eigenregie behandelt werden.
Nach einigen Minuten Abkühlung unter fließendem Wasser wird das Aufsprühen eines Heilessigs den Heilungsvorgang sichtbar beschleunigen.

Äußerliche Anwendung
Basisessig: Apfelessig oder Quittenessig
Anwendung siehe unter Wunden.

Innerliche Anwendung
Bei großflächigen Verbrennungen, auch Sonnenbrand, beschleunigen diese Heilessigsorten die Hautregeneration von innen heraus.
Basisessig: Apfelessig oder Quittenessig
Gemüseessig: Zwiebeln, Artischocken, Spargel, Weißkohl (250 g feuchter Trester zu gleichen Teilen)

Bronchitis

Meist ist die Bronchitis die Folge einer nicht gänzlich ausgeheilten Erkältung. Natürlich können auch chemische Schadstoffe, wie z. B. Tabakrauch, auslösend sein. Heftiger, schmerzhafter Husten mit gelblichem bis dunkelgrünem Auswurf, Atembeschwerden und hohes Fieber machen deutlich, dass eine Eigenbehandlung hier nicht am Platz ist. Wenn Ihr Arzt der Ansicht ist, man könnte einen Versuch ohne Antibiotika wagen, dann lohnt es sich den Heilessig als biologisches Antibiotikum einzusetzen.

Bei Bronchitis sind auch Kaltdampf-Inhalationen mit den angegebenen Heilessigen möglich, wobei die Wirkung durch Zugabe einiger Tropfen Grapefruit-kernöl erhöht werden kann.

Innerliche Anwendung
Basisessig: Apfelessig, Aprikosenessig oder Stachelbeeressig
Kräuteressig: Haselwurz, Muskatnuss, Anis, Kreuzkümmel (60 g zu gleichen Teilen)
Obstessig: Grapefruit, Äpfel, Holunder, Johannisbeeren (250 g feuchter Trester zu gleichen Teilen)
Gemüseessig: Zwiebeln, Meerrettich, Rettich, Karotten (250 g feuchter Trester zu gleichen Teilen)
Nehmen Sie täglich 2- bis 3-mal 1 EL des Heilessigs auf 1 Glas Wasser ein. Sollte nach 3 Wochen noch keine deutliche Besserung eingetreten sein, wieder den Arzt aufsuchen. Dann besteht die Gefahr, dass die Bronchitis chronisch wird.
Inhalation: wenden Sie die Heilessigrezepturen so an, wie im entsprechenden Kapitel (siehe Seite 35) beschrieben.

Cholesterin, erhöhtes

Ein erhöhter Cholesterinspiegel im Blut gilt heute allgemein als ein ernster Risikofaktor für Arteriosklerose und Herzinfarkt.

> ### *Auf die Fasern kommt es an*
>
> Um den Cholesterinspiegel zu senken, spielt der Anteil der löslichen Fasern in den Nahrungsmitteln die entscheidende Rolle. Er verhindert, dass das minderwertige LDL (Lipoprotein von geringer Dichte) vom Darm in die Blutbahn gelangt. Faserstoffe aus Äpfeln, Bohnen, Gerste, Grapefruitfleisch, Hafer, Karotten, Olivenöl, Avocados, Mandeln, Walnüssen, lila Knoblauch, Zwiebeln, Reiskleie, Sojabohnen haben sich besonders bewährt.

Bei erhöhtem Cholesterinspiegel kommt es vor allem darauf an, den Verzehr von Eiern, Käse und anderen tierischen Fetten auf ein Minimum zu reduzieren.

Der Faserstoffgehalt unseres Heilessigs ist verständlicherweise gering. Essig kann folglich nur gemeinsam mit einer Ernährungsumstellung helfen. Die vom Essig herausgelösten Stoffe verhindern vor allem die Anlagerung der minderwertigen Fette an die Gefäßwand.

Innerliche Anwendung
Basisessig: Apfelessig, Knoblauchessig oder Rotweinessig
Geben Sie dem Basisessig Ihrer Wahl grünen Tee, Shiitakepilze und Chilipfeffer (60 g zu gleichen Teilen) zu.
Davon 1 mal täglich 1 EL auf eine Tasse Wasser.
Die Heilessigrezepte aus dem Abschnitt über Arteriosklerose (Seite 61) sind hier ebenfalls angezeigt.

Darminfektion, Durchfall

Mit dem Durchfall möchte unser Körper etwas loswerden, was ihm schadet.
Die Heilessigzusammenstellungen sind so gewählt, dass das bakterielle Milieu sich möglichst schnell wieder erholen kann, dann wird der Stuhlgang von selbst wieder fester.

> ### Bei Durchfall viel trinken
> Trinken Sie so viel wie möglich, und rühren Sie in jedes Glas Trinkflüssigkeit einen Teeöffel des Heilessigs. Nach zwei bis drei Tagen sollte das Ganze überstanden sein, sonst muss der Arzt zu Rate gezogen werden.

Vermutlich werden Sie einen speziellen Heilessig für plötzlich auftretenden Durchfall nicht auf Vorrat haben. In derartigen Notfällen verwendet man einfach den frisch zubereiteten Heilessig, natürlich ungefiltert.

Innerliche Anwendung
Basisessig: Apfelessig, Molkeessig oder Knoblauchessig
Kräuteressig: Pfefferminze, Tormentill, Walnussblätter, Anis, lila Knoblauch oder Zimt (60 g zu gleichen Teilen)
Dieses Rezept ist auch für Einläufe geeignet. Näheres siehe dort (Seite 34).
Obstessig: schwarze Johannisbeeren, Heidelbeeren (250 g feuchter Trester zu gleichen Teilen)
Gemüseessig: Zwiebeln (100 g) oder lila Knoblauch (50 g), Möhrentrester (75 g), Banane (100 g)

Darmträgheit

Eine Verstopfung stellt meist das Endstadium einer jahrelangen Fehlernährung dar. Häufig sind zu eiweiß- und kohlehydratreiche Nahrungsmittel schuld. Die Ballaststoffe als Anregung für den Darm fehlen. Der Einsatz von Abführmitteln legt dann den Darm auf Dauer endgültig lahm.

Bei der nachfolgenden Zubereitung handelt sich nicht um einen Abführessig. Die Hauptaufgabe ist die Harmonisierung der enzymatischen und bakteriellen Funktionen im Verdauungstrakt, in deren Folge es nach einiger Zeit wieder zu normalen Darmfunktionen kommt.
Essen Sie faserreich (Obst und Rohkost) und trinken Sie viel, damit der Essig wirken kann.

Bei Darmträgheit ist eine Ernährungsumstellung das Wichtigste. Vollwertkost sollte fortan Ihren Speiseplan bestimmen. Gestalten Sie die Umstellung aber langsam umstellen, sonst wird aus einem trägen ein überforderter Darm.

Innerliche Anwendung

Basisessig: Apfelessig, Molkeessig, Zwetschgenessig oder Feigenessig

Kräuteressig: Faulbaumrinde, Pfefferminze, Fenchelsamen, Schlehdorn, Anissamen (50 g zu gleichen Teilen)

Obstessig: Orangen, Ananas, Aprikosen (200 g feuchter Trester zu gleichen Teilen) sowie Feigen und Datteln (100 g feuchter Trester zu gleichen Teilen)

Gemüseessig: Schikoree, Auberginen, Rettich, Gurke (250 g feuchter Trester zu gleichen Teilen)

Darmpilzinfektionen

Infektionen mit Parasiten sind häufig der Anfang eines langen Leidensweges. Darmpilze wie Candida albicans oder auch das in der Magenschleimhaut vorkommende Helicobacter pylori können sich auf dem Blutweg im ganzen Körper verbreiten und Ursache für eine Vielzahl von Beschwerden sein.

Bei Darmpilzinfektionen kommt es sehr häufig zu Störungen in der Eiweißverdauung. Daraus kann sich eine Nahrungsmittelallergie entwickeln.

> ### *Zu viel oder zu wenig Magensäure*
>
> Im Magen versucht der Organismus anfänglich, durch gesteigerte Salzsäureproduktion der Infektion Herr zu werden. Dies gelingt jedoch selten. Magenschleimhautentzündung und Magengeschwüre sind die Folge. Spielt sich der entzündliche Prozess im Darm ab, so wird über Körperreflexe die Salzsäureproduktion im Magen reduziert, um die Darmschleimhäute zu entlasten.

Innerliche Anwendung

Basisessig: Honigessig oder Molkeessig, auch Weinessig. Apfelessig wird nicht empfohlen.

Heilessig: Kurkuma, Paprika, Senf, Zimt (60 g zu gleichen Teilen)

Kräuteressig: Pfefferminze, Tormentill, Walnussblätter, Anis, lila Knoblauch oder Zimt (50 g zu gleichen Teilen)

Geben Sie einem Becher naturbelassenem Jogurt zwei

Esslöffel dieser Essigmischung zu. Zehn Tropfen Grapefruit-kernöl verstärken die pilzfeindliche Wirkung. Dreimal täg-lich, mindestens 15 Minuten vor dem Essen einnehmen.

Wird eine Milchallergie vermutet, so nehmen Sie Darmbak-terien in Kapselform zu Ihrem Essig ein.

Die Enzyme des Essigs helfen, die Darmflora wieder aufzu-bauen.

Denken Sie auch an die hilfreiche Wirkung der Heilessigein-läufe. Näheres siehe dort (Seite 34).

Durchblutungsstörungen

Durchblutungsstörungen betreffen häufig nur die Beine. Es handelt sich um eine arteriosklerotisch bedingte Gefäßver-engung. Krämpfe, kalte Füße, Prickeln in den Zehen, even-tuell auch ein schmerzhaftes Taubheitsgefühl treten auf. Wenn die Krankheit fortschreitet, kann es zum Absterben von Gewebe bis hin zu Geschwüren kommen. Manchmal steht am Ende die unumgängliche Amputation.

....

Durchblutungs-störungen – vor allem in den Beinen – sollte man nicht auf die leichte Schulter nehmen. Wenn kalte Füße zur lästigen Dauererscheinung werden, ist es höchste Zeit, den Arzt aufzusuchen.

....

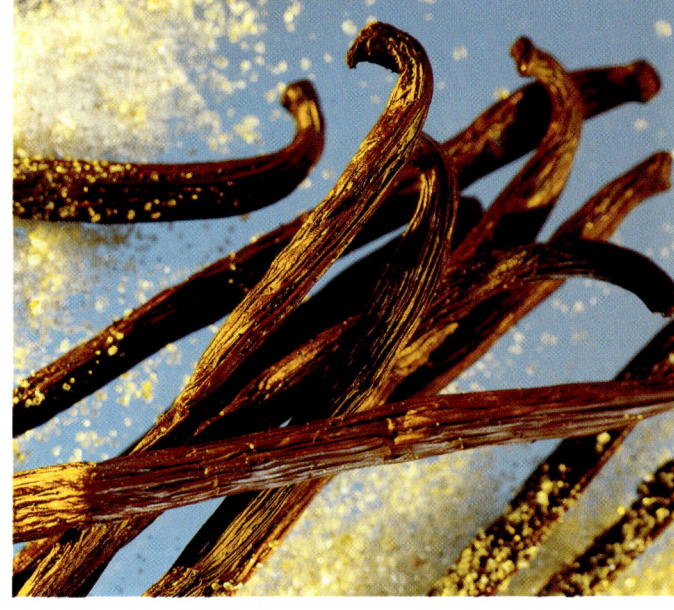

Mit Kräutern, Früchten oder Gemüse wird der Basisessig zubereitet, der dann durch die Zugabe von Heil-pflanzenextrakten seinen spezifischen Charakter erhält. Auch Würzstoffe – hier Vanilleschoten – werden hinzugefügt.

Sie brauchen es nicht so weit kommen lassen! Eine Ernährungsumstellung, Bürstungen mit anschließenden Heilessigabreibungen, dosierte Kneipp-Anwendungen sowie langsames Gehen, das Krämpfe vermeidet und mit zunehmender Besserung bis zum schnellen Gehen gesteigert wird, sind ein bewährter Therapieablauf. Heilessigbäder und Teilbäder immer eher kühl als warm anwenden.

Innerliche und äußerliche Anwendung
Basisessig: Apfelessig, Knoblauchessig oder Zwiebelessig
Kräuteressig: Bischofskraut, frischer lila Knoblauch, Mazis, Safran (60 g zu gleichen Teilen)
Gemüseessig: Zwiebeln, Fenchel, Rettich (je 50 g feuchter Trester), lila Knoblauch (25 g), Buchweizen (25 g)
Für die äußere Anwendung den Essig unbedingt filtrieren (Kaffeefilter).

Ekzeme

Entzündete und gerötete Hautstellen, juckende Pickel oder Bläschen, aus denen durch Kratzen nässende Pusteln werden, so begegnen uns Ekzeme am häufigsten. Lebensmittel- und Kontaktallergien stehen als Ursachen im Vordergrund.
Behandlung siehe unter Akne
Nahrungsmittelallergie ausschließen, siehe unter Allergien.

Erkältung

Die an sich harmlosen Erkältungen sind dennoch ein Hinweis, dass unser Immunsystem geschwächt ist. Körperliche und psychische Überlastung setzt unserem Immunsystem ebenso zu wie eine an Vitalstoffen arme Ernährung.
Unter dieser Voraussetzung bleiben dann nicht selten chronische Infektionen der Nasennebenhöhlen und Nasenschleimhäute zurück.
Das Einnehmen und die Kaltdampfinhalation mit den folgenden Heilessigsorten unterstützt das Immunsystem und wirkt lokal entzündungshemmend.

Bei Erkältungen ist es hilfreich, der Heilessigzubereitung einige Tropfen Grapefruitkernöl zuzusetzen. Achten Sie aber darauf, dass die Schleimhäute nicht überreizt werden.

Innerliche Anwendung und Inhalation

Basisessig: Apfelessig, Molkeessig
Kräuteressig: Holunder, Mädesüß, Thymian, Anis, Ingwer
(50 g zu gleichen Teilen)
Siehe dazu auch die Heilessigrezepte unter Bronchitis.
Zur Inhalation dieses Essigs mit dem Ultraschall-Inhalator
siehe unter Inhalationen (Seite 35).

An Vorrat denken
· · · · · · · · · · · · · · · · · · · ·

Einen Erkältungs-Heilessig sollte man immer parat
haben, damit man erfoderlichenfalls von seinem allgemeinen Heilessig umsteigen kann.

Ermüdungszustände/Erschöpfung

Während einer Infektionskrankheit wird die Erschöpfung
durch die Giftstoffe der vom Immunsystem bekämpften und
hoffentlich zunehmend abgetöteten Krankheitserreger ausgelöst. Sie zwingt uns dann zur Ruhe, was anfänglich durchaus sinnvoll ist, damit das Immunsystem ungehindert
arbeiten kann. Wird eine Infektionskrankheit nicht richtig
ausgeheilt, so bleiben chronische Entzündungsherde zum
Beispiel an Mandeln, Nasennebenhöhlen, Zähnen, Lunge,
Herz und Darm zurück. Dies führt, ebenso wie die ständige
Belastung mit Giften aus Beruf oder Umwelt, zu einem
Dauererschöpfungszustand. Auch andauernde körperliche
oder seelische Belastung über die eigene Leistungsgrenze
hinaus kann eine Ursache sein.

Die Heilessigmischungen ergänzen häufig fehlende Mineralien, regen das Immunsystem mild an und unterstützen den
Kreislauf. Eine Neuordnung Ihrer generellen Lebenssituati-
on und Ernährung können sie jedoch nicht ersetzen.

· · · · · · · · · · · · · · · ·
Werden die
Ermüdungszustände
durch eine Infektion
im Körper hervor-
gerufen, ist es
unbedingt erforder-
lich, einige Tage
auszuruhen, sonst
können Entzün-
dungsherde
zurückbleiben, die
immer wieder
aufflackern.
· · · · · · · · · · · · · · · ·

Innerliche Anwendung

Basisessig: Apfelessig, Aprikosenessig und Walderdbeer-
essig
Kräuteressig: Anis, Chili, Kardamom, Safran (40 g zu gleichen Teilen) sowie Sellerie (50 g feuchter Trester)

Fettleibigkeit/Übergewicht

Mit Übergewicht ist nicht zu spaßen. Statistisch ist erwiesen, dass Übergewichtige im Laufe Ihres Lebens häufiger ins Krankenhaus müssen und dort länger bleiben als Normalgewichtige. Das Risiko für Komplikationen bei Operationen ist um über 30 Prozent erhöht. Herz- und Kreislauferkrankungen, Lebererkrankungen und Zuckerkrankheit treffen Dicke doppelt so häufig wie Normalgewichtige.
Die ausgewählten Heilessige beschleunigen den Stoffwechsel, damit nach einer notwendigen Ernährungsumstellung das alte Speicherfett schneller abgebaut wird.

Innerliche Anwendung
Basisessig: Apfelessig, Ananasessig
Kräuteressig: Anis, Chili und lila Knoblauch (60 g zu gleichen Teilen)
Obstessig: Ananas, Grapefruit und Wassermelone (250 g feuchter Trester zu gleichen Teilen)
Gemüseessig: Sellerie, Spargel, Topinambur und Kürbis (250 g feuchter Trester zu gleichen Teilen)

> Übergewicht ist einer der wichtigsten Risikofaktoren für Herzkreislauf-Erkrankungen und den gefürchteten Herzinfarkt. Durch Umstellung der Ernährung auf vitalstoffreiche Vollwertkost und durch körperliche Bewegung können die Pfunde dauerhaft abgebaut werden.

Fieber

Die erhöhte Temperatur ist eine normale Reaktion des Abwehrsystems, um den Krankheitserregern das Leben schwer zu machen. Die meisten Erreger kapitulieren vor höheren Körpertemperaturen, während die Zellen des Immunsystems dadurch erst so richtig in Schwung kommen. Deshalb kann ein heißes Bad, möglichst mit Heilessigzusatz, wenn es zu einer messbaren Erhöhung der Körpertemperatur führt, einer beginnenden Erkältung Einhalt gebieten. Leider wird dabei aber auch unser Kreislauf bis an die Grenze seiner Leistungsfähigkeit gefordert. Erst wenn die Gefahr besteht, dass er überfordert wird, sollten wir mit fiebersenkenden Maßnahmen eingreifen.
Durch die Zugabe und das Einnehmen des Heilessigs werden wichtige Mineralien und Enzyme für das auf Hochtouren laufende Immunsystem zur Verfügung gestellt.

Innerliche und äußerliche Anwendung

Basisessig: Apfelessig, Molkeessig bzw. Grapefruitessig
Kräuteressig: Chili, Liebstöckel, Salbei, Holunder und Brombeere, getrocknet (75 g zu gleichen Teilen)
Gemüseessig: Paprika, lila Knoblauch und Zwiebel (25 g zu gleichen Teilen)
Zum Einnehmen und als Badezusatz verwendet man diese Rezeptur mit Trester, wenn man Sie für Waschungen und Wickel einsetzen will ohne.

Gedächtnisschwäche

(siehe unter Arteriosklerose)

Gelenkschmerzen, Arthritis, Arthrose

Eine akute Arthritis zeigt sich durch plötzlich eintretende starke Gelenkschmerzen mit hohem Fieber und Schüttelfrost. Dazu kommt eine Erwärmung, Rötung und Anschwellung der entsprechenden Gelenke.

Bei Gelenkschmerzen wirken Heilessigumschläge besonders gut. Die entzündungshemmenden Wirkstoffe dringen durch die Haut rasch zu den betroffenen Körperbereichen vor.

Arthrose und Arthritis

Die Arthrose kann in Folge einer Arthritis auftreten oder ist das Ergebnis jahrelanger Mangelernährung mit Vitalstoffen. Auch eine Fehlbelastung kann zu diesem Krankheitsbild führen.
Mit zunehmendem Alter wirkt sich die Arteriosklerose immer ungünstiger aus, weil verengte und verklebte Gefäße einfach weniger Nährstoffe in den Gelenkbereich führen. Selbst eine konsequente Ernährungsumstellung garantiert folglich nicht mehr, dass die Nährstoffe auch in die Gelenke gelangen.

Durch das Kühlen der Gelenke mittels Heilessigwickeln gelangen die entzündungshemmenden und aufbauenden Heilstoffe direkt in den betroffenen Bereich.

74

Natürlich ist die innerliche Anwendung des Heilessigs ebenfalls wichtig.

Innerliche und äußerliche Anwendung
Basisessig: Apfelessig bzw. Preiselbeeressig
Kräuteressig: lila Knoblauch, Pfeffer, Brennnessel und Löwenzahn, getrocknet (75 g zu gleichen Teilen); für Frischkräuter, die natürlich besser wirken, rechnet man die dreifache Menge.
Obstessig: Zwetschgen und Himbeeren (jeweils 50 g), Ananas und Papaya (jeweils 100 g als feuchter Trester)
Gemüseessig: Zwiebeln, lila Knoblauch, Sonnenblumenkeime (150 g zu gleichen Teilen)

....
Inhalationen und Packungen mit den angegebenen Heilessigsorten stellen eine wirkungsvolle Grippetherapie dar. Bei Bedarf mehrmals täglich anwenden.
....

Grippaler Infekt

Zusätzlich zu den Erkältungssymptomen (siehe Seite 71) treten bei einer Grippe Gliederschmerzen, Kopfschmerzen, Halsschmerzen, Husten und Kreislaufbeschwerden als Krankheitszeichen auf, eventuell auch eine Bronchitis (siehe Seite 66). Ohne ärztliche Behandlung bzw. Überwachung einer Therapie können ernsthafte Schädigungen zurückbleiben. Die Einnahme und die Kaltdampfinhalation mit den folgenden Heilessigsorten unterstützt das Immunsystem und wirkt lokal entzündungshemmend. So werden die Beschwerden bald nachlassen. Die unterstützende Wirkung auf das Immunsystem sorgt zudem dafür, dass Sie eine Zeitlang keine weitere Erkältung befürchten müssen.

Innerliche und äußerliche Anwendung
sowie Inhalation
Basisessig: Apfelessig, Ananasessig, Molkeessig oder Orangenessig
Kräuteressig: Ingwer, Gewürznelken, Thymian, Holunder und Mädesüß (50 g zu gleichen Teilen)
Obstessig: Orangen, Kiwi, Weintrauben, Mango und Papaya (250 g feuchter Trester zu gleichen Teilen)
Gemüseessig: Paprika, Zwiebel, Fenchel und Rettich oder Radieschen (250 g feuchter Trester zu gleichen Teilen)

Hämorriden

Krampfadern des Enddarms nennt man Hämorriden. Diese lästige und oft sehr schmerzhafte Krankheit ist häufiger als viele annehmen. Besonders Männer in den mittleren Jahren sind davon betroffen.

> ### *Innere und äußere Hämorriden*
>
> Innere Hämorriden sind meist eine Folge von anhaltender Verstopfung. Die verhärteten Kotmassen drücken auf die Venen der Mastdarmwand. Zudem ist ein derartiger Kot meist mit entzündungsfördernden Bakterien überhäuft. Eine vollwertige und ballaststoffreiche Ernährung sollte also die Behandlung von Hämorriden begleiten.

Der Bildung von Hämorriden geht meist eine chronische Verstopfung voraus. Deshalb haben die vorgeschlagenen Heilessigzubereitungen auch eine mild abführende Wirkung.

Platzen Venen beim Herauspressen des Stuhls, so sprechen wir von äußeren Hämorriden.

Die vorgeschlagenen Heilessige helfen beim Aufbau der Darmflora, machen die Venen wieder elastischer und wirken mild abführend.

Innerliche Anwendung

Basisessig: Apfelessig, Weinessig, Dattelessig, Zwetschgenessig, Feigenessig

Kräuteressig: Kardamom, Thymian, Malve, Hamamelis, Mäsedorn und Rosskastanie (60 g zu gleichen Teilen)

Obstessig: Avocados, Ananas, Quitten und Stachelbeeren (240 g feuchter Trester zu gleichen Teilen)

Gemüseessig: Spargel, Zwiebel, Rettich (210 g feuchter Trester zu gleichen Teilen), Buchweizen (20 g)

Äußerliche Anwendung

Diesen Heilessig können Sie auch als Tampon, z.B. mit einem Stofftuch, vorsichtig in den After einführen.

Harnwegsentzündung

(siehe Blasenentzündung)

Hautpilz

Hautpilzinfektionen deuten immer auf eine allgemeine Abwehrschwäche hin. Deshalb ist neben der äußerlichen die innerliche Anwendung des pilzfeindlichen Essigs von entscheidender Bedeutung für den Therapieerfolg. So wird nicht nur das Symptom, sondern auch die Ursache bekämpft.
Die nachfolgend genannten Rezepturen sind für beide Anwendungsformen geeignet.

Innerliche Anwendung
Basisessig: Apfelessig bzw. Knoblauchessig
Kräuteressig: Gewürznelken und Kreuzkümmel (50 g zu gleichen Teilen)
Gemüseessig: lila Knoblauch, Lauch und Schnittlauch (150 g zu gleichen Teilen)

Äußerliche Anwendung
Die Pilzbereiche werden mit dem Heilessig besprüht wie bei der Wundbehandlung (Seite 89).
Auch Heilessigbäder (siehe Seite 37) sind einen Versuch wert. Man sollte sie eventuell mit Teebaumöl und Grapefruitkernöl im Wechsel anwenden, um optimale Heilerfolge zu erzielen.

> Bei Heuschnupfen sollte Apfelessig nicht als Basisessig verwendet werden. Er könnte unter Umständen die allergene Belastung verstärken.

Grapefruitkernöl verstärkt die Wirkung

Setzen Sie Ihrem Essiggetränk dreimal täglich 15 Tropfen Grapefruitkernöl zu. Auf diese Weise unterstützen Sie die keimfeindliche Wirkung des Essigs und helfen Ihrem Abwehrsystem, sich der schwächenden Dauerangriffe der Pilze besser zu erwehren.
Interessant ist die Erfahrung, dass es zu keiner Gewöhnung kommt. Ganz im Gegenteil: nach spätestens drei Monaten hat das Immunsystem durch die Auseinandersetzung mit den durch Heilessig und Grapefruitkernöl zumindest geschwächten Erregern gelernt, seine Gegner besser abzuwehren.

Heuschnupfen

Diese Erkrankung wird durch eine allergische Reaktion auf bestimmte, für jeden Allergiker spezifische Pollen aus-gelöst.

Beginnen Sie bereits drei Monate vor der zu erwartenden Heuschnupfenreaktion mit der Einnahme eines Honiges-sigs, dem Sie eine Messerspitze der auslösenden Blüten-stäube zugesetzt haben. In ähnlicher Weise lassen sich auch andere Allergien behandeln, wenn die allergieauslösenden Stoffe (Allergene) benannt sind.

> ### *Vorsicht!*
> Wegen der Gefahr eines allergischen Schocks möchten wir empfehlen, diese Behandlung nur in Absprache mit einem Arzt vorzunehmen.

Innerliche Anwendung
Basisessig: Weinessig, Zwetschgenessig, Pfirsichessig
Kräuteressig: Galgant, Kurkuma, Zimt und Koriander (60 g zu gleichen Teilen)

Hexenschuss

(siehe Ischiasleiden)

Husten

Trockener Hals in Verbindung mit Schluckbeschwerden deutet auf eine Halsentzündung durch Überforderung der Stimme hin. Wenn kein Auswurf vorhanden ist, darf man einen Husten dämpfen.

Husten mit Schleimauswurf weist auf eine akute Virusin-fektion oder sogar eine Grippe hin. Mit Hilfe dieses Schleims versucht Ihr Körper, Krankheitserreger und Gift-stoffe auszuscheiden. Hustenblockierende Medikamente

Husten, Hals-schmerzen, Heiser-keit? Könnte es sein, dass Sie Ihrem Körper durch Rauchen, Um-weltgifte, trockene Luft oder Überan-strengung beim Reden zu viel zu-gemutet haben? Frische Luft hilft Ihnen. Gehen Sie täglich eine halbe Stunde spazieren.

sollten folglich sehr überlegt eingesetzt werden. Die folgenden Heilessige wirken auch gegen Viren und Bakterien.

Innerliche Anwendung

Basisessig: Apfelessig bzw Honigessig
Kräuteressig: Eibisch, Isländisch Moos, Malve, Spitzwegerich und Wollblume (jeweils 10 g)
Diese Heilkräuter fördern die Schleimbildung und wirken dadurch beruhigend auf Ihr Bronchialsystem.

Inhalation

Basisessig: Apfelessig bzw. Honigessig
Kräuteressig: Kreuzkümmel, Pfeffer, Anis, Spitzwegerich (50 g zu gleichen Teilen)
Gemüseessig: Honig und Rettich oder Meerrettich (jeweils 50 g)
Kräuteressig: Fenchelsamen, Isländisch Moos, Spitzwegerich, Thymian (50 g zu gleichen Teilen)

Brustwickel

Kräuteressig: Senf, Zwiebel und Meerrettich (100 g zu gleichen Teilen); Sie können auch die zuvor genannten Essigsorten verwenden.

....
Die hier genannten Heilessige wirken schleimlösend und beruhigen die überreizten Schleimhäute. Auch Bakterien und Viren werden bekämpft.
....

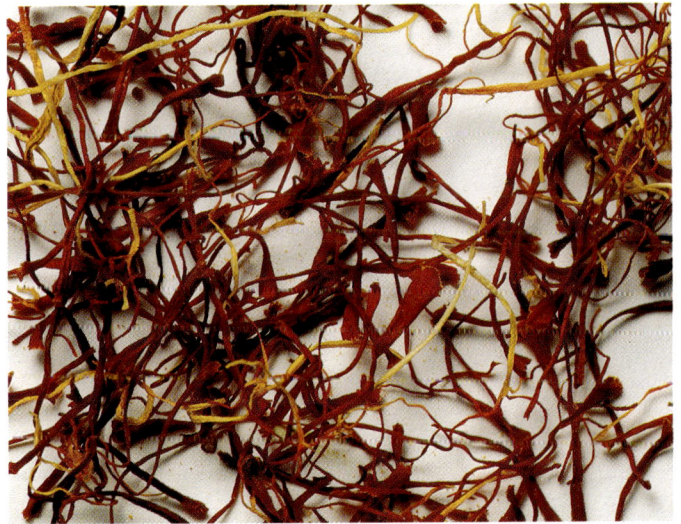

Bei Kräuteressigen rechnet man 50 bis 80 Gramm der trockenen Kräuter auf einen Liter Essig. Die volle Heilkraft erlangt er etwa vier Wochen nach der Zubereitung.

Immunschwäche, Abwehrkräftemangel

Chronische Erkrankungen, aber auch körperliche und geistige Überforderung sowie Fehlernährung können zu den weit verbreiteten Erscheinungen der Immunschwäche führen. Wegen der unklaren, nicht selten lebensbedrohenden Ursachen gehört jede Form der Immunschwäche in ärztliche Behandlung. Eine vorbeugende bzw. begleitende Therapie mit Heilessig ist jedoch möglich und oft sehr wirksam.

Innerliche Anwendung
Basisessig: Apfelessig, Molkeessig, Knoblauchessig und Honigessig
Kräuteressig: Sonnenhut, Taigawurzel, Anis, Chili, Safran (50 g zu gleichen Teilen)

Ischias/Bandscheibenleiden

Bei Bandscheibenleiden und Entzündungen des Ischiasnervs haben sich Fußreflexzonenmassagen mit Heilessig bewährt. Es tritt meist sofort eine Schmerzlinderung ein.

Eine Reizung oder Entzündung des Ischiasnervs kann durch Unterkühlung, Fehlhaltungen und Infektionen ausgelöst werden. Auch die Zuckerkrankheit begünstigt Nervenentzündungen. Wärmeanwendungen bewirken nur eine kurzzeitige Erleichterung, auf die dann ein umso heftigerer Schmerz folgt. Lokale Einreibungen und Auflagen mit Heilessig, Fußreflexzonenmassagen mit Heilessig und gezieltes Training der schwächeren Muskelgruppen am Rumpf sind wirkungsvolle Maßnahmen, die auch der Laie durchführen kann, wenn er entsprechend eingewiesen wird. Der Heilessig bewirkt sowohl innerlich als auch äußerlich eine Verbesserung der Durchblutung, in deren Folge eine muskuläre Entspannung eintritt.

> ### Bei Bandscheibenbeschwerden zum Arzt!
> Drückt eine geschädigte Bandscheibe auf den Ischiasnerv, so ist ärztlicher Rat unumgänglich, sonst könnten Dauerschäden bis hin zu Lähmungen zurückbleiben.

Äußerliche Anwendung
Basisessig: Apfelessig, Preiselbeeressig, Holunderessig
oder Weinessig
Kräuteressig: Senf, Muskatnuss, Paprikapulver, Cayenne-
pfeffer (50 g zu gleichen Teilen) für Bäder
Kräuteressig: Muskatnuss, Pfeffer, Senf, Teufelskralle,
Brennnessel (50 g zu gleichen Teilen) für lokale Einreibun-
gen und Auflagen
Umschläge, Packungen und Einreibungen mit diesen Heil-
essigen. Anwendungstechnik siehe dort (Seite 34–41).

Innerliche Anwendung
Basisessig: Apfelessig, Preiselbeeressig, Holunderessig
oder Weinessig
Kräuteressig: Birke, Brennnessel, Bittersüß, Holunder,
Ingwer (50 g Pulver zu gleichen Teilen)
Gemüseessig: Zwiebeln, frisch und Paprika (250 g feuchter
Trester zu gleichen Teilen)
Täglich 2-mal 1 TL auf 200 Milliliter Wasser.

Krampfadern und Venenleiden

Sie sind die Folge der nicht mehr dicht schließenden Venen-
klappen. Dadurch staut sich das Blut in den unteren Körper-
partien. Die Venen erweitern und schlängeln sich, um dann
unter der Haut deutlich sichtbar hervorzutreten.

Die Ernährung umstellen

Bevor es zu Geschwüren, Thrombosen oder Embolien
kommt, sollten Sie mit einer Ernährungsumstellung auf
Vitalkost beginnen. Verstopfung erhöht die Beschwerden, weil sie das Rückströmen des Blutes zusätzlich
erschwert.

Bei Krampfadern sind auch Heilessig-wickel und Kneipp-anwendungen eine bewährte Hilfe. Achten Sie auf ausreichende Be-wegung – Laufen und Radfahren sind besonders zu emp-fehlen. Bei akuten Beschwerden die Beine hochlegen.

Der Heilessig bewirkt eine Erhöhung der Gefäßelastizität
und mindert die Entzündungsbereitschaft der Gefäße. Das
Blut kann wieder ungehindert fließen.

Innerliche und äußerliche Anwendung

Basisessig: Apfelessig und Heidelbeeressig
Kräuteressig: Buchweizen, Steinklee, Kardamom und Thymian (80 g zu gleichen Teilen)
Kräuteressig: Waldmeister und Steinklee (je 30 g)

Nur zur äußerlichen Anwendung

Kräuteressig: Arnika, Beinwell, Rosskastaniensamen (je 30 g)

....
Bei leichteren Herz-
und Kreislauf-
beschwerden vermag
Heilessig durch seine
Mineralstoffe,
Spurenelemente und
Vitamine viel Gutes
zu bewirken.
....

Kreislaufbeschwerden, leichte Herzschwäche

Der unnatürlich hohe Gehalt unserer Nahrung an tierischem Eiweiß und tierischen Fetten führt zu Entzündungen an der Gefäßinnenwand. Auf diesen Entzündungen lagern sich Fett und Kalk wie ein Schorf ab, verengen dadurch die Gefäße und machen sie unelastisch. Die Folge kennen wir alle unter den Namen Durchblutungsstörungen, Herzinfarkt und Schlaganfall. Dies sind jedoch nur die auffälligsten Zeichen. Generell wird jedes Organ unseres Körpers unter der verminderten Durchlässigkeit der erkrankten Gefäße für Sauerstoff und Nährstoffe leiden.
Der amerikanische Internist Dr. W. Milner fand in seinen Untersuchungen deutliche Hinweise dafür, dass die über die Ernährung zugeführten Essigsäuren die körpereigenen Essigsäuren beim Abbau der Eiweiß-, Fett- und Kalkablagerungen an den Gefäßinnenwänden unterstützen. Auch die überschießenden entzündlichen Prozesse werden von den Essigsäuren gebremst. So ist die oft an Wunder grenzende Wirkung der regelmäßigen Einnahme von Obstessig gut verständlich.

Bei Kreislaufbeschwerden immer zum Arzt

Am Ende von allgemeinen Kreislaufbeschwerden können Angina-pectoris-Anfälle, Herzinfarkt und Schlaganfall stehen. Daraus ergibt sich bereits, dass derartige Gesundheitsprobleme in die Hand des Arztes gehören.

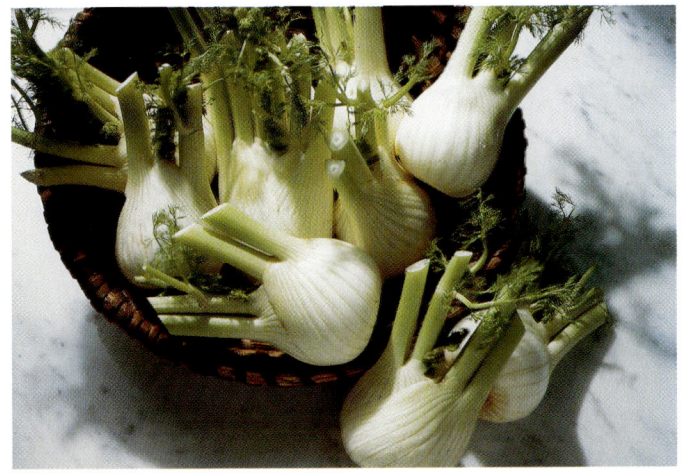

Der nebenwirkungsfreie Heilessig kann jedoch Mineralstoffe, Spurenelemente, Enzyme und auch Vitamine anbieten, die chemische Herzmedikamente wirkungsvoller machen. Das beste Herzmedikament kann nicht wirken oder schädigt sogar das Herz, wenn dem Herzen die notwendigen Betriebsstoffe fehlen.

Innerliche Anwendung
Basisessig: Apfelessig, Papayaessig, Knoblauchessig, Rotweinessig oder Zwiebelessig
Kräuteressig: Weißdorn, Herzgespann, Chili, Galgant (je 15 g) sowie Zwiebeln (60 g)
Kräuteressig: Dill, Paprika, Safran, Zimt (je 15 g) sowie lila Knoblauch (50 g)

Magenbeschwerden bei Säureüberschuss, Sodbrennen

Die meisten Magenschleimhautentzündungen werden durch unvernünftiges Essen oder Stress verursacht.
Nicht jede Reizung der Magenschleimhaut ist gleich eine Gastritis. Bei der echten Gastritis stehen Lebensmittelvergiftungen, Medikamenten-, Alkohol- und Nikotinmissbrauch im Vordergrund. Auch Viren und Bakterien sind

Viele Magenbeschwerden werden durch falsche Ernährung, zu hastiges Essen und nervöse Überbelastung verursacht. Eine chronische Gastritis steht oft am Ende eines längeren Leidensweges.

zunehmend häufiger die Ursache. Die folgenden über 200 Jahre alten Rezepte zeichnen sich durch ihre antibakterielle Zusammensetzung aus.

Innerliche Anwendung

Basisessig: Apfelessig oder Knoblauchessig
Kräuteressig: Anis, Fenchel, Koriander, Schafgarbe (60 g zu gleichen Teilen)
Kräuteressig: Kurkuma, Kümmel, Pfefferminze (30 g zu gleichen Teilen) sowie frischer lila Knoblauch und Ingwerwurzel (je 40 g)
Bitte beachten Sie auch die Erklärungen unter dem Begriff »Darmpilzinfektionen« .

Bei Säuremangel stellt der Heilessig nach einiger Zeit das Säure-Base-Gleichgewicht wieder her. Die Beschwerden verschwinden dann von selbst.

Magenbeschwerden bei Säuremangel

Liegt ein Mangel an Magensäure vor, ist in den meisten Fällen die Verdauung gestört. Lesen Sie dazu auch die Erklärungen unter »Darmpilzinfektionen«.

Innerliche Anwendung

Basisessig: Apfelessig oder Ananasessig
Kräuteressig: Pfefferminze, Wermut, Fenchelsamen, Schafgarbe und Enzian (je 20 g)
Obstessig: Ananas und Papaya (je 125 g feuchter Trester)

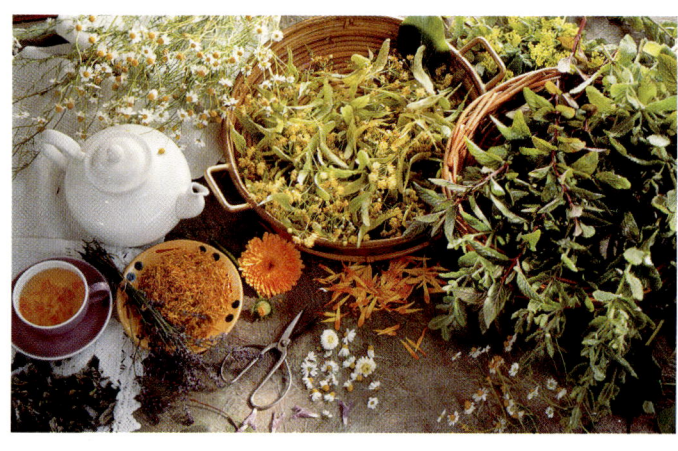

Manche Kräuterauszüge werden zunächst als Teezubereitungen hergestellt. Der Tee wird zusammen mit frischen oder getrockneten Kräutern einem Basisessig hinzugefügt.

Menstruationsstörungen, Krämpfe

Für Beschwerden vor und während der Monatsblutung lassen sich häufig keine organischen Ursachen finden. Dies ist natürlich für die oft unter schwersten Schmerzen leidenden Frauen kein Trost, aber es gibt uns die Möglichkeit unbesorgt zu Naturheilmitteln zu greifen. Die nachstehend aufgeführten Heilessigzubereitungen sind in diesem Zusammenhang besonders zu empfehlen.

Innerliche Anwendung
Basisessig: Apfelessig bzw. Zwetschgenessig
Kräuteressig: Mönchspfeffer, Frauenmantel, Hirtentäschel, Nachtkerze (je 20 g)
Kräuteressig: Anis, Dill, Fenchel, Safran, Salbei (je 10 g)
Obstessig: Zwetschgen, Avocados und Bananen (250 g zu gleichen Teilen)
Gemüseessig: Brokkoli und Spargel (je 125 g feuchter Trester)

Migräne/Kopfschmerzen

Kopfschmerzen und auch Migräne sind keine Krankheit, sondern ein Warnsignal unseres Körpers. Stress, Genussmittelmissbrauch, Entzündungsherde im Körper, verspannte Nacken- und Rückenmuskulatur, zu hoher oder zu niedriger Blutdruck, Lebensmittelallergien, Medikamente und Lärm sind die häufigsten Ursachen.
Auch wenn Ihnen der Heilessig hilft, sollten Sie die erwähnten Ursachen so weit wie möglich abstellen oder zumindest reduzieren. Eine häufige Erfahrung ist leider die, dass der Heilessig nur für eine gewisse Zeit hilft und dann in seiner Wirkung nachlässt.

Kopfschmerzen stellen ein sehr ernst zu nehmendes Krankheitssignal dar. Werden sie zur Dauerplage, sollten Sie unbedingt Ihren Arzt konsultieren.

Innerliche Anwendung
Basisessig: Apfelessig und schwarzer Johannisbeeressig
Kräuteressig: Dill, Koriander, Pfeffer und Salbei (je 20 g)
Bei Bedarf 3-mal täglich 1 EL Heilessigzubereitung auf 200 Milliliter Wasser einnehmen.

Mundschleimhautentzündungen

Entzündungen der Mundschleimhaut, Aphthen oder Lippenbläschen deuten auf eine sektorielle Schwäche des Immunsystems hin. Die Heilpflanzen im Essig trainieren das Immunsystem, sodass es die verursachenden Viren wiedererkennt.

Äußerliche und innerliche Anwendung
Basisessig: Apfelessig, Papayaessig und Aprikosenessig
Kräuteressig: Gewürznelken, Salbei und Thymian (je 40 g, zum Einnehmen, Mundspülen und Gurgeln)
Geben Sie auf kleinere wunde Stellen und Aphthen mit Hilfe eines in purem Heilessig getränkten Wattestäbchens einen Tropfen Grapefruitkernöl oder Teebaumöl. Auf eventuelles anfängliches Brennen folgt bald eine deutliche Schmerzlinderung. Stündlich wiederholen, bis alles abgeheilt ist.

Nasenkatarr, Schnupfen, Nasennebenhöhlenentzündung

Schnupfen wird meist durch Viren ausgelöst und ist ein Versuch unseres Körpers, die eingedrungenen Krankheitserreger auszuschwemmen. Mit dem Schleim wird unser Körper zugleich von Giften befreit. Wie bei Furunkeln, Fisteln und Wunden mag er manchmal diesen Ausscheidungsweg nicht wieder schließen. So bleibt eine ständig fließende Nase zurück.

Schnupfen kann verschiedene Ursachen haben. Wenn eine Allergie auszuschließen ist, handelt es sich meist um eine Virusinfektion, bei der unser Körper versucht, die Krankheitserreger herauszuspülen.

Notwendige innere Reinigung

Wenn Sie Getreide, Fleisch und Milchprodukte für eine Weile meiden, dann zeigt Ihnen die Beendigung des Schnupfens gleichzeitig den erfolgreichen Abschluss des inneren Reinigungsprozesses an. Ein Obstfasten ist die wirkungsvollste Methode. Leider müssen Rheumatiker vorsichtig sein, weil es zu einer schmerzhaften Heilungsreaktion durch die Fruchtsäuren kommen kann.

Innerliche und äußerliche Anwendung
Basisessig: Apfelessig, Orangenessig, Grapefruitessig und Knoblauchessig
Kräuteressig: Anis, Liebstöckel, Chilli, Salbei und Thymian (50 g zu gleichen Teilen)
Kräuteressig: Eukalyptus, Kiefer und Kamille (30 g zu gleichen Teilen)
Dieser Kräuteressig ist besonders zur Inhalation durch die Nase mit dem Ultraschallvernebler geeignet.
Nehmen Sie ein kleines Glas, in das Sie eine Prise Salz geben. Je nach Entzündungszustand Ihrer Nase nur wenige Tropfen Essig zugeben. Ein unangenehmes Brennen wollen wir möglichst vermeiden.

Ohnmacht

Um einen Notfallessig zur Hand zu haben, mischen Sie Kampferspiritus, Wasser und Essig zu gleichen Teilen mit zwei Teelöffeln Honig. Diese Mischung sollten Sie 14 Tage reifen lassen.
Ideal für unterwegs zur Erfrischung, vor allem für Menschen, die zur Ohnmacht neigen. In diesem Fall nicht nur Gesicht und Dekolletee, sondern auch Nacken, den linken Brustkorb und den linken Arm einreiben. Sofort Beine hoch legen, damit sich das Herz nicht leer pumpt.

Osteoporose, Knochenentkalkung

Wie schon im Absatz über die Arthrose erläutert, ist die Arteriosklerose der die Gelenkkapsel versorgenden Gefäße das Kernproblem der Osteoporose.
Neben einer konsequenten Ernährungsumstellung, die tierisches Fett und Eiweiß weitestgehend meidet, damit diese Gefäßverkleber wieder abgebaut werden, brauchen wir Mineralstoffe und Spurenelemente, die besonders leicht gefäßgängig sind. Deshalb ist der Heilessig hier besonders zu empfehlen, am besten 3-mal täglich 1EL über einen längeren Zeitraum.

Bei Osteoporose liefern die Heilessige wichtige Mineralstoffe und Spurenelemente für den Aufbau gesunder Knochen. Durch das Vermeiden von tierischen Fetten in der täglichen Ernährung kann man die Heilwirkung erheblich verbessern

Innerliche Anwendung
Basisessig: Apfelessig, Ananasessig oder Molkeessig
Kräuteressig: Ingwer, Kardamom, Mazis und Zimt (je 15 g)
Obstessig: Äpfel, Birnen, Weintrauben, Datteln, Rosinen
und Pfirsiche (250 g feuchter Trester zu gleichen Teilen)

Bor für gesunde Knochen

Ein solcher Obstessig enthält besonders viel Bor, das erst
die Einlagerung des Kalziums in die Knochen ermöglicht.
Zudem regt es die natürliche Östrogenproduktion an.
Nehmen Sie an Obst, was gerade günstig erhältlich ist.

Rheumabeschwerden

Sie sind fast immer der Ausdruck eines durch zu viel Fett
und Eiweiß übersäuerten Körpers. Auch wenn diese Heilessigsorten sehr gut wirken, bleibt die Umstellung auf eine
basische Kost aber notwendig.

Rheumatische
Beschwerden sind
sehr häufig auf eine
Übersäuerung des
Körpers zurück-
zuführen. Deshalb
kann man die
Heilessigtherapie
durch eine gesunde
Kost, die viel Gemüse
und Rohkost enthält,
wirkungsvoll unter-
stützen.

Innerliche Anwendung
Basisessig: Apfelessig, Honigessig, Kirschessig und Mol-
keessig
Kräuteressig: Teufelskralle, Ingwer, Muskatnuss (je 20 g)

Äußerliche Anwendung
Basisessig: Apfelessig, Honigessig, Kirschessig und Molkeessig
Kräuteressig: Arnika, Kiefer, Rosmarin, Cayennepfeffer
und Senf (je 20 g)
Dieser Kräuteressig ist hervorragend für Auflagen und Einreibungen geeignet.

Schlafstörungen

Schlaf ist neben Atmung, Sexualität, Stoffwechsel und Ausscheidung sowie dem Kreislauf eine der lebensnotwendigen
Grundfunktionen, ohne die keine Gesundheit möglich ist.

Seelische Belastungen und körperliche Krankheiten können den Schlaf beeinträchtigen. Hier sollte zuerst Ordnung geschaffen werden, bevor man irgendwelche Heilmittel einsetzt.

Das folgende Heilessigrezept habe ich aus Tirol mitgebracht. Die Zubereitung hilft sowohl bei Einschlaf- als auch bei Durchschlafstörungen zuverlässig. Schwere Schlafstörungen, die ihre Ursache zumeist in seelischen Konflikten haben, kann man damit allerdings nicht bekämpfen. Hier ist es erforderlich, die Ursachen aufzudecken und die Konflikte zu lösen.

Innerliche Anwendung
Basisessig: Apfelessig bzw. Baldrianessig
Kräuteressig: Baldrian, Weißdorn, Johanniskraut, Hopfen und Melisse (je 20 g)

Äußerliche Anwendung
Eine kalte Oberkörperwaschung mit Heilessig vor dem Schlafengehen hat sich bewährt.

Schwitzen, übermäßiges/starker Körpergeruch

Das sind durchaus ernst zu nehmende Krankheitszeichen. Über seine dritte Niere, die Haut, versucht der Körper sich jener Giftstoffe zu entledigen, die er über Darm, Niere und Atmung nicht loswerden kann. Gehen Sie zusammen mit Ihrem Arzt oder Heilpraktiker auf Ursachensuche, und wählen Sie dann den entsprechenden Heilessig.

Im Kapitel „Schönheit und Körperpflege mit Essig" ist ein Rezept gegen Körpergeruch zu finden.

Bei häufig auftretenden nächtlichen Schweißausbrüchen müssen ernsthafte Beeinträchtigungen der Gesundheit befürchtet werden. Deshalb unbedingt zum Arzt!

Wunden, Verletzungen, Prellungen

Zur Beschleunigung der Wundheilung und für schönere Narben pflegen Sie Ihre Wunden mit kühlen Heilessigkompressen.

Äußerliche Anwendung
Basisessig: Apfelessig und Knoblauchessig
Kräuteressig: Knoblauch, Thymian und Zimt (je 20 g)
Kräuteressig: Arnika, Kamille, Klette (je 20 g)
So werden die Wunden behandelt: Geben Sie in 200 Milliliter destilliertes oder abgekochtes Wasser ein bis zwei Esslöffel des Heilessigs, dazu zehn Tropfen Teebaumöl.
Mit einer Sprühflasche mehrmals sanft und ausgiebig besprühen, sodass die Sprühflüssigkeit die Wunde sauber spült. Sollte die Mischung auf der Wunde brennen, bitte weniger Essig und Öl verwenden.

Essig tötet Keime

Schon vor fast 2500 Jahren setzte der griechische Heilkundige Hippokrates Essig als keimtötendes Mittel ein, um Wunden oder Darminfektionen zu behandeln. Auch Soldaten versorgten früher ihre Verletzungen mit essiggetränkten Tüchern, um keinen »Wundbrand« zu bekommen. Essig wirkt antiseptisch, d. h. seine Säure macht viele Arten von Bakterien, Viren und andere Krankheitserreger unschädlich. Kleinere Schnitte oder Wunden heilen besser, wenn man sie sofort mit purem Heilessig betupft!

Um ein Wundliegen zu verhindern, sollte man in erster Linie den Patienten regelmäßig umlagern. Die Heilessiganwendungen sind vor allem als wirksame Vorbeugungsmaßnahmen gedacht.

Wundliegen (Dekubitus)

Langzeitkranke und Pflegefälle liegen oft wund. Vorbeugen kann man, indem man mehrmals täglich die hauptsächlich betroffenen Stellen mit Essigwasser (fünf Esslöffel auf einen Liter Wasser) abwäscht. Besonders wichtig sind Schultern, Schulterblätter, Kreuzbein, Hüftgelenksbereich und Fersen. Ist bereits ein Dekubitus eingetreten, regen wir mit einer Zwiebelsaft- und Zwiebelessigauflage die Heilungstendenz an. Nach Möglichkeit jede Druckbelastung bis zur Abheilung vermeiden.

Äußerliche Anwendung

Tränken Sie eine sterile Kompresse mit 100 Milliliter Wasser, dem Sie einen Esslöffel Heilessig und fünf Tropfen Teebaumöl zugegeben haben. Befestigen Sie das Ganze vorsichtig mit einer Binde. Wiederholen Sie diesen Vorgang nach zwei Stunden noch einmal.

Verdauungsstörungen

(siehe unter Magenbeschwerden)

Die desinfizierende Wirkung des Heilessigs kann bei regelmäßigen Mundspülungen zur Kariesvorbeugung eingesetzt werden.

Zahnfäule (Karies)

Gegen die weit verbreitete Zahnerkrankung helfen regelmäßige Mundspülungen mit Apfelessigwasser (1 TL Apfelessig auf ein Glas Wasser). Man wendet die Spülungen morgens und vor allem abends nach dem Zähneputzen an. Die Bestandteile des Heilessigs wirken Entzündungen, der Ausbreitung von Parodontose und übermäßiger Zahnsteinbildung entgegen.

Zahnfleischentzündung

(siehe unter Mundschleimhautentzündung)

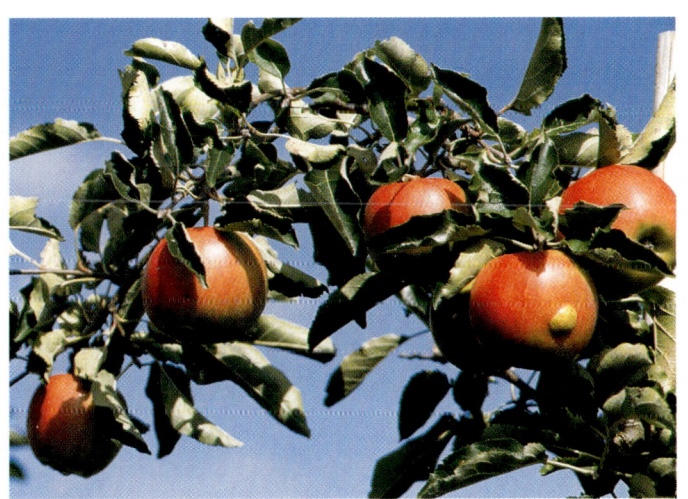

Täglich einen Apfel zu kauen ist die beste Kariesprophylaxe. Die milde Apfelsäure reguliert die Mundflora und wirkt damit der Bildung von Plaque entgegen.

Schönheits- und Körperpflege mit Essig

Essigzubereitungen eignen sich besonders gut als biologisch aktive Haut- und Körperpflegemittel. Sie regen die Hautfunktionen an, fördern die Durchblutung, straffen und glätten die Haut und verleihen ihr eine natürliche Frische. Und vor allem: Sie erhalten und erneuern den Säureschutzmantel, der unsere Haut vor den Angriffen von Umweltgiften und Krankheitserregern bewahrt.

Körperpflegemittel mit Essig herstellen

Wer Körperpflegemittel mit Essig selbst herstellen will, verwendet am besten Weißweinessig, der mit seinem Säuregehalt (pH-Wert 5,5) dem der gesunden Haut entspricht. So kommt seine desinfizierende, kühlende, erfrischende und heilende Wirkung am besten zum Tragen.

Auch bei den kosmetischen Rezepten gilt: Nur Zusatzstoffe verwenden, die auf natürlichem Wege erzeugt wurden und die frei von Schadstoffen sind.

Vorsicht bei sehr trockener Haut

Wer zu trockener und schuppiger Haut neigt, sollte vorsichtig mit Essig umgehen, da die Gefahr einer zusätzlichen Austrocknung besteht.

Essig lässt sich in allen Formen der Körperpflegemittel verarbeiten und mit fast allen anderen Substanzen mischen.

Cremes und Salben

Wer nicht auf Lanolincreme, Vaseline oder Melkfett als Salbengrundlage zurückgreifen will, um die gewählten Wirkstoffe für die Haut verfügbar zu machen, kann seine eigene Trägercreme mixen, die zugleich als Basis für Gesichtsmasken dient.

Universalrezept für eine Salbengrundlage

1 Eigelb
1 TL Obstessig
1 EL Mandelöl

Im Mixer Eigelb schaumig schlagen und Essig dazugeben. Das Öl tropfenweise hinzufügen und dabei ständig rühren, damit die Creme nicht gerinnt. Anschließend wird der Sal-

94

bengrundlage all das zugeführt, was Sie für sich hineinmixen wollen. Die speziellen Zutaten und Mengen sind in den einzelnen Rezepturen angegeben.

Papaya-Essig-Creme

Sie verdankt ihre Wirkung auf die Haut ihren chemischen Inhaltsstoffen. Diese regen über den Gesamtstoffwechsel die Zellaktivität und die Herz-Kreislauf-Funktion an. Dadurch wird die Haut besser durchblutet und regeneriert. Und so wirds gemacht:

> *1 Universalrezept*
> *1 TL frisches Fruchtfleisch*
> *der Saft einer reifen Papaya*
> *1 TL flüssiger Bienenhonig*

▶ Das zerkleinerte Fruchtfleisch, Papayasaft und Honig in das Grundrezept einrühren.
Anwendung: Bevor Sie diese Creme als Maske verwenden, reinigen Sie Ihre Haut gründlich. Tragen Sie die Maske auf und lassen Sie sie eine Stunde einwirken. Waschen Sie Ihr Gesicht mit klarem Wasser und schließen Sie mit einem Kneipp'schen Gesichtsguss ab.

Cremes für verschiedene Hautprobleme

Auf die gleiche Weise lassen sich Cremes und Masken für die Behandlung der unterschiedlichsten Hautprobleme herstellen. Die nachfolgend genannten Substanzen werden dazu je nach Bedarf dem Grundrezept hinzugefügt.

Bei trockener, schuppiger Haut

Avovcadocreme

> *1 Universalrezept*
> *1 2 EL Avocado*

▶ Die Avocado pürieren und der Salbengrundlage beimischen.

Wählen Sie die Cremezubereitung aus, die für Ihren Hauttyp besonders gut geeignet ist. Ihre Haut verrät durch die Reaktion auf die Behandlung, ob sie die richtige Mischung gefunden haben.

Vitamin E, Mineralien und Spurenelemente beleben und fördern die Durchblutung. Gleichzeitig wird der Fettstoffwechsel der Haut reguliert. Fetthaltige Masken sollten immer über Nacht aufgelegt werden.

Bei fettiger, unreiner, gereizter Haut

Gurkensaftcreme

> *1 Universalrezept*
> *so viel Gurkensaft, dass die Konsistenz cremig bleibt*

Nach gründlicher Gesichtsreinigung können Sie entweder Gurkenkreme auflegen oder Sie legen sich für einige Minuten eine Essigkompresse auf, um anschließend Ihr Gesicht mit Gurkenscheiben zu bedecken. Auf diese Art erreichen Sie eine Straffung der Haut und gleichzeitg eine Erhöhung der Hautfeuchtigkeit.

Bei alternder, rauer, fahler Haut

Mango-Honigcreme

> *1 Universalrezept*
> *1 EL Mangofruchtfleisch*
> *1 TL Honig*

Mangofruchtfleisch pürieren, mit Honig und Obstessig mischen und evtl. mit flüssigem Bienenwachs (ca. 15 bis 20 g) binden. Die Maske kann über mehrere Stunden einwirken. Unterstützen Sie die Wirkung der Maske durch Rohkost; vor allem mit roter Bete und Möhren.

Lotionen haben eine tiefgreifende kosmetische Wirkung, weil ihre Inhaltsstoffe schnell unter die Hautoberfläche dringen und so auch von innen ihre Kraft entfalten.

Lotionen

Für Lotionen verwenden Sie die gewünschten Rohmaterialien, zerkleinern sie und setzen die Zutaten für 7 bis 14 Tage mit Obstessig an. Um sicher zu gehen, dass auch alle Wirkstoffe aufgenommen werden, behalten Sie einen Teil der Zutaten zurück, um daraus einen Tee zu kochen. Das empfiehlt sich z.B. bei Kamille, Weizenkleie, Haferstroh, Zinnkraut und Eichenrinde. Den Tee über Nacht kalt ansetzen, abgießen und in den Essig schütten. Frisches Wasser auf die Kräuter geben, aufkochen und abkühlen lassen. Anschließend dem Essig zufügen. Nach ca. zehn Tagen filtern Sie die festen Bestandteile heraus (durch einen Kaffeefilter) und fertig ist die Lotion.

Als Faustregel für die Menge der Zutaten gilt: Tee/Kaltauszug und Essig im Mischungsverhältnis 1:1. Bei Trockensubstanz 3 bis 4 EL, zerkleinert.

Anwendung von Lotionen

Zweimal täglich – morgens und abends – sollten Sie Gesicht und Hals gründlich mit Hilfe eines Wattebausches und ein paar Spritzern Lotion oder Gesichtswasser reinigen: Mit kreisenden Bewegungen werden Gesicht, Hals und Dekolletee abgerieben. Essig in Lotionen wirkt erfrischend, desinfizierend und entfettend. Hier nun wieder ein paar spezielle Rezepte.

> Alle Lotionen können auch als Kompressen angewendet werden, in stärkerer Dosierung ebenfalls als Spülungen.

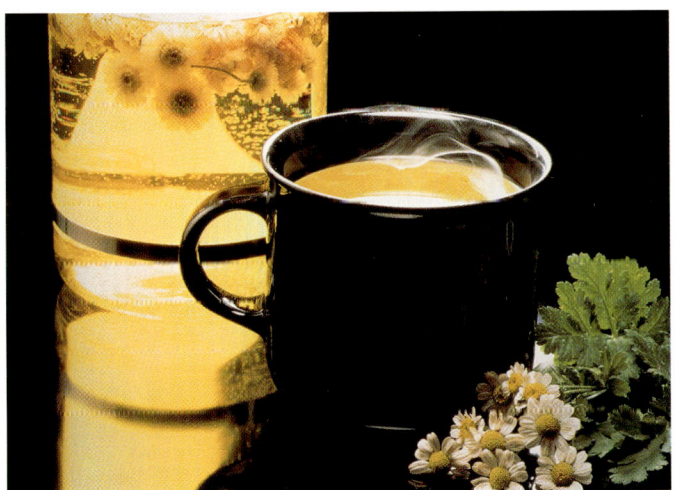

Neben dem Kaltauszug ist auch die Teezubereitung ein wichtiger Schritt, um alle Wirkstoffe aus den Heilkräutern zu lösen.

97

Bei fettiger, schlaffer, unreiner Haut

Kamillen-Lavendel-Lotion

300 Milliliter Kamillentee, 100 Milliliter alkoholischer Lavendelblütenauszug, 200 Milliliter Lavendelkaltauszug, und je einen Esslöffel Trockensubstanz in 750 Milliliter Essig geben, das Ganze 14 Tage ziehen lassen, anschließend filtrieren und gut verschließen.

Hautunreinheiten, kleinere Entzündungen und eine übermäßige Talgproduktion der Gesichtshaut bekommen Sie mit einfacher Essiglotion in den Griff.

Bei unreiner Haut

Essiglotion

Essig mit Mineralwasser im Verhältnis 1:1 mischen und nach Bedarf anwenden.

Bei fettiger, entzündeter Haut

Rosen-Kamille-Lotion

Aus ein bis zwei Handvoll getrockneten Rosen- und Kamillenblüten sowie 300 Milliliter Wasser einen Kaltauszug herstellen, mit 750 Milliliter Heilessig mischen und 14 Tage stehen lassen.
Diese Lotion kann auch bei Akne angewendet werden.

Weitere empfehlenswerte Lotionen

Lavendel-Jasmin-Essig

Lavendel beruhigt die Talgdrüsen der Gesichtshaut. Wenn Sie unter stark fettender Haut oder Hautunreinheiten leiden, können Sie die Lotion unbedenklich mehrmals täglich auftragen. Danach die Haut nur mit kaltem Wasser reinigen.

Und so wirds gemacht:
Eine Handvoll Lavendelblüten in 400 Milliliter Essig ansetzen, 15 Tropfen Jasminöl zugeben und ca. 10 bis 14 Tage ziehen lassen. Mit kohlensäurefreiem Mineralwasser auf 750 Milliliter auffüllen.

Pfefferminz-Kampfer-Lotion

Diese Erfrischungslotion ist ideal an heißen, schwülen Tagen. Vor allem Menschen mit Wetterfühligkeit und niederem Blutdruck können mit dieser Lotion die unangenehmen Begleiterscheinungen überlisten. Neigt jemand zu starken Schweißausbrüchen, so kann er das Mineralwasser durch Salbeitee ersetzen.

Mischen Sie Kampferspiritus, Wasser und Essig zu gleichen Teilen mit zwei Teelöffeln Honig. Diese Mischung 14 Tage bei ca. 10 °C reifen lassen. Eine Lotion, die vor allem für unterwegs geradezu ideal ist: sie erfrischt und belebt auf natürliche Weise.

Menschen, die dazu neigen, häufig ohnmächtig zu werden, sollten die Pfefferminz-Kampfer-Lotion stets griffbereit haben.

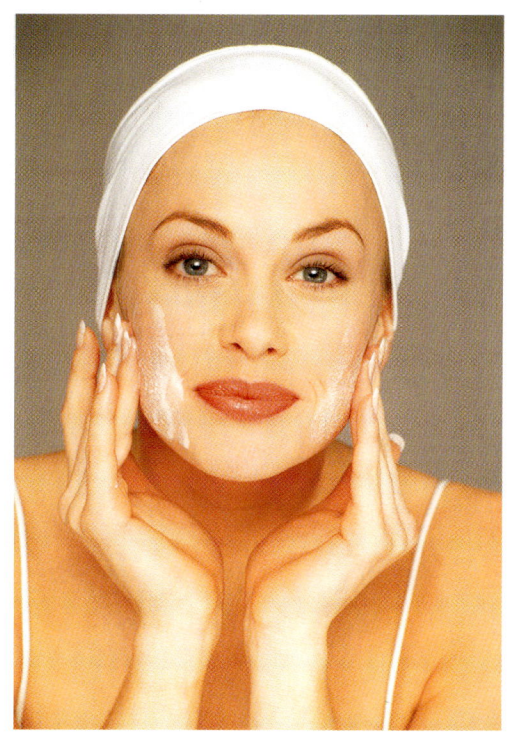

Mit Gesichtsmasken führen Sie Ihrer Haut wertvolle Wirkstoffe zu.

Gesichtsmasken

Masken bestehen aus einem Brei, dem Flüssigkeiten oder zerkleinerte bzw. ausgepresste Pflanzen beigegeben sind. Sie werden auf die Haut gebracht, um dem Körper heilende Stoffe zuzuführen und schädliche Substanzen herauszuziehen. Obstessig ist ein gutes Mittel zum Anrühren des Breis. Er schützt den Säuremantel der Haut und regt die Durchblutung an. Die nachfolgenden Rezepturen geben nur eine kleine Auswahl der Pflegemittel, die der Haut mit Hilfe von Essig schonend zugeführt werden können. Sie können die Palette beliebig erweitern, wenn Sie herausgefunden haben, was Ihrer Haut besonders gut tut.

Bei unreiner, fettiger Haut

Heilerde-Hefe-Maske

> *Wahlweise 3 El Heilerde bzw. Lehm*
> *1 EL Obstessig oder 2 EL essigsaure Tonerde*
> *3 TL Bierhefe*
> *Kräutertee*

▶ Mit dem Kräutertee die Zutaten zu einem weichen, gut streichfähigen Brei verrühren.
Wenn Sie eine gekaufte Teemischung verwenden, sollten Sie darauf achten, dass keine Huflattichblüten darin enthalten sind. Sie sind giftig!

Bei trockener, faltiger Haut

Weizenkleie-Avocado-Honig-Maske

> *2 El püriertes Fruchtfleisch der Avocado*
> *1 EL Obstessig*
> *3 TL flüssiger Bienenhonig*

▶ Die Mischung mit Weizenkleie andicken.

Gurken-Weizenkleie-Maske

> *1 El Obstessig*
> *100 g pürierte Gurke mit Schale*
> *1 EL Weizenkeimöl*

▶ Die Mischung mit Weizenkleie andicken und zu einem streichfähigen Brei verarbeiten.

Fetthaltige Gesichtsmasken sollten immer über Nacht aufgelegt werden, damit die Wirkstoffe gründlich einziehen können.

Anwendung der Masken

Für alle Masken geht man von einer Einwirkzeit von 30 bis 90 Minuten aus. Sie werden noch wirkungsvoller, wenn Sie vor jeder Maske ein Peeling durchführen, um die Haut von abgestorbenen Hautzellen zu befreien. Die Vorgehensweise ist ganz einfach. Sie nehmen ein raues Küchenhandtuch, das ohne Weichspüler gewaschen und an der Luft getrocknet wurde, und reiben Gesicht und Dekolletee mehrmals kräftig damit ab.

Essigbäder

Für die Herstellung von Badezusätzen gelten die gleichen Grundregeln wie bei den Lotionen: Die Kombination von Kaltauszug und Tee sorgt dafür, dass alle Inhaltsstoffe wirksam werden können.

Damit die Wirkung der Bäder voll zum Tragen kommt und Sie mit Genuss im Bad liegen können, beachten Sie bitte alles, was bereits im Abschnitt Heilessigbäder (siehe Seite 37) an notwendigen Verhaltensweisen im Umgang mit medizinischen Bädern aufgeführt ist. Diese Empfehlungen und Vorsichtsmaßregeln gelten mit gleicher Konsequenz auch für kosmetische Bäder. Auf den folgenden Seiten nun einige Rezepte für pflegende und entspannende Badezusätze auf der Basis von Obstessig.

Badezusätze selbst hergestellt

Auf dieselbe Art wie Lotionen können Sie auch Ihre Badezusätze selber herstellen. Verdoppeln Sie die Menge Ihrer Zutaten auf die gleiche Menge Essig. Für ein Vollbad genügen 30 bis 50 Milliliter der fertigen Flüssigkeit. Durch Zugabe von maximal zehn Tropfen Pfefferminzöl direkt ins Badewasser wird aus jedem Schönheitsbad ein Erfrischungsbad.

Auch bei kosmetischen Bädern sollte die Badetemperatur nicht zu hoch sein. Bleiben Sie so lange in der Wanne, wie Sie sich darin wohl fühlen.

Bei spannungsloser, schlecht durchbluteter Haut

Rosmarin–Melisse–Bad

> *1 EL getrockneter und gerebelter Rosmarin*
> *250 ml Obstessig*
> *40 ml Alkohol (70-prozentig)*
> *6 Tropfen Weizenkeimöl*
> *3 EL Zitronenmelisse*

▶ Aus Rosmarin und Melisse erst einen Alkohol- und anschließend daraus einen Essigauszug machen, der jeweils 14 Tage zieht. Nach dem Abseihen das Weizenkeimöl dazugeben und das Ganze gut vermischen.

Bei alternder und zu Entzündungen neigender Haut

Rosen-Myrrhe-Bad

> *2 Handvoll Rosenblätter*
> *250 ml Obstessig*
> *3 ml Myrrhenöl*
> *100 ml Sahne*

▶ Die Rosenblätter in dem Obstessig 14 Tage ziehen lassen. Das Myrrhenöl mit der Sahne mischen und mit dem Rosenessig zusammen dem Badewasser zufügen.

Bei unreiner, fettiger Haut

Lavendel-Neruli-Bad

> *1 EL getrocknete Lavendelblüten*
> *250 ml Obstessig*
> *2 ml Neruliöl*
> *100 ml Sahne*

▶ Die Lavendelblüten in dem Obstessig ansetzen und 14 Tage ziehen lassen. Diesen Heilessig zusammen mit Neruliöl und der Sahne dem Badewasser zugeben.

Achtung!

Um Badereaktionen zu vermeiden, nur zweimal, höchstens dreimal in der Woche ein Vollbad mit diesen Wirkstoffen nehmen.

Bei Fußschweiß

Fichtennadel-Sole-Bad

50 g Fichtennadelextrakt
100 ml Obstessig
1000 g Sole
500 ml Salbeitee
3 ml Thymianöl für ein Teilbad

Fußbäder mit diesem Badezusatz sollten – vor allem im Sommer – regelmäßig, am besten täglich, vorgenommen werden. Wer unter übermäßigem Fußschweiß leidet, sollte Wert darauf legen, dass Strümpfe und Schuhe aus natürlichen Materialien hergestellt und luftdurchlässig sind. Die Strümpfe müssen, die Schuhe sollten täglich gewechselt werden.

Beim Fichtennadel-Sole-Bad kann anstelle des Obstessigs auch ein Thymian- oder Salbeiessig verwendet werden. Das Bad wirkt dann noch entspannender und beruhigender.

Spülungen für Haut und Haar

Die einfachste und universelle Form dieser Anwendungen ist das Essigwasser. Ob Sie ihre frisch gewaschenen Haare mit seiner Hilfe von Schuppen, Seifen- oder Kalkrückständen befreien wollen, ob Sie sich die nass geschwitzten Achselhöhlen ausreiben oder damit den schlechten Geschmack im Mund bekämpfen, immer ist das Essigwasser die Basis für gezielte, intensive Pflege.
Ob das universelle Essigwasser zur Spülung, zum Festiger oder zum Mundwasser wird, hängt ganz von der Zutatenliste ab. Hier einige Beispiele für die Heilessigzubereitungen für die Haarpflege.

Für Spülungen aller Art ist Apfelessig als Basisessig sehr gut geeignet. Er ist besonders hautverträglich und hat eine leicht desinfizierende Wirkung.

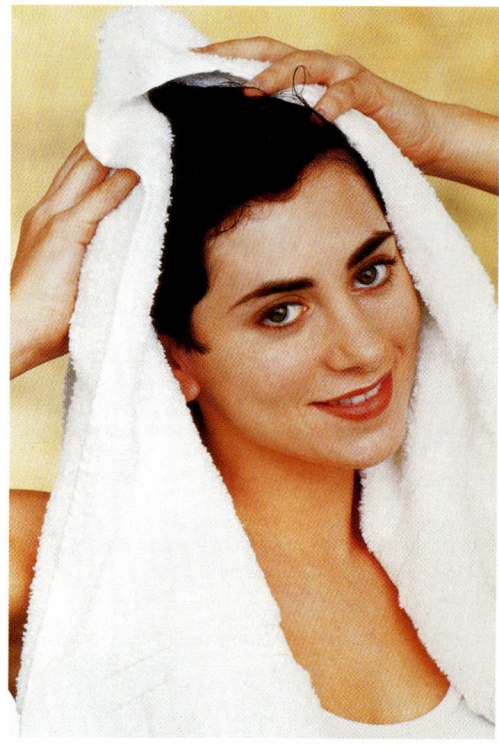

Klettenwurzel-Essig-Spülung

> *1/4 l Wasser*
> *2 EL getrocknete,*
> *zerkleinerte Klettenwurzel*
> *1 l Obstessig*

▸ Die Klettenwurzeln bis zu 1/2 Stunde kochen, abseihen und die Flüssigkeit mit dem Essig mischen. Eine regelmäßige Anwendung dieser Spülung nach jeder Haarwäsche schenkt dem Haar Glanz und Geschmeidigkeit.

Essig-Birkenblätter-Brennnessel-Spülung

> *1/2 l reiner Obstessig*
> *1 l Brennnesseltee*
> *30 ml alkoholischer Auszug*
> *aus zerkleinerten Birkenblättern*

▸ Die Zubereitung dieser Spülung ist denkbar einfach: nur den Essig mit dem Brennnesseltee und der Birkenblättertinktur vermischen, fertig.

Die regelmäßige Anwendung einer Essig-Kräuter-Spülung verleiht dem Haar Gesundheit, Fülle und Glanz. Auch die Kopfhaut wird besser durchblutet.

Spülen Sie damit nach jeder Wäsche Ihr Haar, wenn Sie in einer Gegend mit hartem Wasser leben und mit Haarausfall zu kämpfen haben.

Essig-Spülung gegen fettiges Haar

> *1 l destilliertes Wasser*
> *Rosmarin, Thymian, Zinnkraut, Salbei*
> *(jeweils 1 gehäufter Teelöffel)*
> *1/2 l Obstessig*

▸ Aus Kräutern und destilliertem Wasser einen Tee zubereiten, 1/2 Stunde ziehen lassen und dann abseihen. Mit dem Essig vermischen.
Spülen Sie Ihr Haar nach jeder Wäsche, dann wird die überschüssige Talgproduktion bald nachlassen.

Auf Verträglichkeit prüfen

Wer besonders empfindlich reagiert, sollte erst auf Verträglichkeit prüfen, indem er mit geringen Mengen des gewünschten Wirkstoffs beginnt und dann langsam die Dosierung und die Häufigkeit der Anwendung steigert.

Haartönung für rotes und braunes Haar

2 EL rotes Sandelholz
oder
1 EL Henna
250 ml destilliertes Wasser
1 TL Honig
1 EL Obstessig oder Apfelessig

▶ Das rote Sandelholz oder 1 EL Henna in dem destillierten Wasser mit 1 EL Obstessig oder Apfelessig ca. 20 Minuten kochen. Honig in der Mischung auflösen und abseihen. Die Farbe im Haar verteilen. Einwirkungszeit 10 bis 20 Minuten. Anschließend gründlich waschen, aber nur mit klarem Wasser.
Für sehr intensive Färbungseffekte kann die Prozedur wiederholt werden, denn das Haar wird durch diese Tönung nicht strapaziert.

Honig-Salbei-Festiger für jeden Haartyp

1 EL Honig
1/2 l Kamillen- oder Salbeitee
1 EL Obstessig

▶ Tee mit Essig erwärmen und den Honig darin auflösen. Bringen Sie den Festiger gründlich und gleichmäßig in das handtuchtrockene Haar.

Eine Lufttrocknung ist in jedem Fall der Hitzebelastung durch die Föhntrocknung vorzuziehen. Man sollte das Haar aber nicht allzu starker Sonnenbestrahlung aussetzen, denn die Kräuterauszüge könnten dann eine leichtere Bleichung verursachen.

105

Essigpflegemittel zum Wohlfühlen

Deodorant aus Apfelessig, Salbeitee und Pfefferminzöl

1 EL Obstessig
200 ml Salbeitee
10 Tropfen Pfefferminzöl

Ein Deodorant auf der Basis von Apfelessig wirkt mild und hemmt die übermäßige Schweißabsonderung. Die natürliche und notwendige Transpiration wird dagegen nicht behindert.

Der Essig vernichtet die geruchsbildenden Bakterien und Ausdünstungen, die z. B. durch ungesunde Ernährung hervorgerufen oder durch Krankheiten verursacht werden. Salbei und Pfefferminze vermindern das übermäßige Schwitzen und unterstützen so die Wirkung des Essigs.

Schwitzen ist eine normale Reaktion

So lästig Schwitzen auch sein kann, es ist eine notwendige Ausscheidungsmöglichkeit für Körpergifte. Steigern Sie Ihre Flüssigkeitszufuhr auf täglich zwei Liter Wasser, um dem Körper ausreichend unbelastete Transportflüssigkeit zuzuführen. Milch, Suppenbrühe, Tee, Kaffee, Säfte und Alkohol jeglicher Art sind für den Körper als Ausscheidungsmedium über Darm, Haut und Niere nicht geeignet.

Wer allerdings unter häufigem Nachtschweiß zu leiden hat, sollte einen Arzt aufsuchen. Diese Schweißabsonderungen – nicht selten mit nächtlichen Angstzuständen verbunden – sind meist ein Hinweis darauf, dass sich der Körper mit einer inneren Infektion oder Vergiftung auseinandersetzt.

Ein ideales Mundwasser

3 Tropfen Minzöl
15 Tropfen Myrrhetinktur
200 ml Salbeitee
1–2 TL Obstessig

◗ Mischen Sie Minzöl und Myrrhetinktur mit dem Salbeitee. Dazu geben Sie 1 bis 2 TL Obstessig.
Verwenden Sie diese Mischung als Gurgellösung und zum Zähneputzen. Die Mundflora wird mit dieser Mischung positiv beeinflusst, und Sie haben stets frischen Atem. Verfärbungen auf den Zähnen werden bei regelmäßiger Anwendung schwächer und verschwinden nach und nach.

Massage mit Apfel- oder Heilessig

Geben Sie 5 Milliliter Obstessig in ein Massagemittel (Ringelblumensalbe oder Melkfett) und fügen Sie 10 Tropfen Pfefferminzöl hinzu.
Diese Mischung ist für Menschen optimal, die viel am Schreibtisch oder am Computer sitzen müssen. Sie sollten die Massage anwenden, um Kopfschmerzen, Nacken- und Schulterverspannungen oder eine Überlastung der Augen abzufangen.

Pflege für beanspruchte und verletzte Haut

Wenn wir uns mit Hühneraugen, Druckstellen, Wasserblasen und Hornhaut herumschlagen müssen, dann reicht es schon aus, alles, was Druck auf unsere Haut ausübt, zu vermeiden und durch einen Heilessigwickel das belastete Gewebe aufzuweichen.
Sind aber Schrunden, schlecht heilende Geschwüre und Verletzungen vorhanden, empfiehlt sich eine Wundauflage aus Zwiebelsaft. Wenn sich die Wunde zu schließen beginnt, wird sie bis zur gänzlichen Abheilung mit Essigkompressen im Wechsel mit physiologischer Kochsalzlösung behandelt.
Verzögert sich die Heilung, liegt entweder eine Stoffwechselkrankheit vor oder es ist eine Fastenkur mit Ernährungsumstellung erforderlich.
Kleinere Risse oder Schnitte behandelt man am besten mit Teebaumöl, Pfefferminzöl oder Grapefruitkernöl. In Verbindung mit Essigwickeln bekämpfen diese Substanzen auch Haut- und Nagelpilze.

Stark beanspruchte Haut kann auch mit Packungen behandelt werden, die Heilessig und ein mildes Hautöl im Verhältnis 1:1 enthalten. Am besten über Nacht anwenden.

Köstliches aus und mit Essig

Viele Menschen kannten den Essig bisher nur aus der Küche. Sie verwendeten ihn als Speisewürze und Konservierungsmittel. Doch damit sind seine Möglichkeiten bei Weitem nicht ausgeschöpft. Die Rezepte, die wir in diesem Kapitel für Sie zusammengestellt haben, sollen als Anregung dienen, das gesunde Naturprodukt in all seinen Variationen noch besser kennen zu lernen. Guten Appetit!

Kleine Verbraucherkunde

Um die vielfältigen Möglichkeiten nutzen zu können, die Essigzubereitungen für die feine und gesunde Küche bieten, sollte man wenigstens einige der Produkte kennen, die heute im Angebot sind. Das ist nicht einfach bei der Vielzahl der Essigarten aus der Industrie und der großen Palette von Winzeressigsorten, die auf dem Markt sind. Wir geben Ihnen deshalb einige wichtige Hinweise, die Ihnen bei der Auswahl behilflich sein werden.

Auch die Frage nach den Preisen läßt sich nicht immer leicht beantworten. Die guten Winzeressigsorten schwanken zwischen 10 und 50 DM für ca. 0,5 Liter, und ein guter Balsamico erreicht bis zu 150 DM für 0,1 Liter.

Ein weiteres Hindernis ist die Schwierigkeit, an die Adressen der Winzereigenossenschaften oder Vertriebshändler zu kommen. Deshalb finden Sie im Anhang ein Verzeichnis der wichtigsten Lieferadressen in Deutschland.

> Qualität hat leider auch ihren Preis. Bei besonderen Gelegenheiten sollten Sie sich aber für einen hochwertigen Essig entscheiden. Man merkt den Unterschied.

Mischessig – billig, aber wenig wertvoll

Die preiswerten Essigsorten aus Supermärkten und Lebensmittelgeschäften sind oft Mischessige aus Weinessig und Branntweinessig, wobei letzterer aus Agraralkohol gewonnen wird. Bei einer Dampfdestillation verliert der Essig sämtliche Mineralien, Enzyme und Fermente und hat somit für die Gesundheit keinen Wert mehr. In diesem Fall bezieht sich die Etikettbezeichnung »naturvergoren« auf die Art der Weiterverarbeitung und ist kein Hinweis auf ein naturbelassenes Lebensmittel. Diese Essige eignen sich aber als Desinfektions- und Reinigungsmittel.

Gärungsessig – preiswert und gut

Doch im Supermarkt gibt es auch Wein- und Obstessig, der unter der Produktbezeichnung »Gärungsessig« läuft. Er ist der qualitativ beste Essig, den man zu erschwinglichen Preisen erwerben kann. Achten Sie aber beim Einkauf auf einige Qualitätsmerkmale. Jede Flasche muss in einer festgelegten Art gekennzeichnet sein. Das Etikett sollte enthalten:

- Die Sachbezeichnung (um welchen Essig handelt es sich?) – z. B. »Estragonessig«
- Den Essigsäuregehalt (wie sauer ist der Essig?) – z. B. »5%«
- Die Essigart – z. B. »Branntweinessig« oder »Gärungsessig«
- Namen und Anschrift des Herstellers oder des Lebensmittelhändlers, für den der Essig hergestellt wurde
- Die Nettofüllmenge (Sie ist manchmal im Glas eingeprägt und muss dann nicht auf dem Etikett stehen.)
- Die Liste der Zusätze
- Das Mindesthaltbarkeitsdatum oder die Chargennummer

Augen auf beim Essigkauf!

Es sind Essigfabrikate im Handel, die kein Mindesthaltbarkeitsdatum aufweisen und deren Chargennummer so unglücklich in der Schnittkante des Verschlusses angebracht ist, dass sie fast nicht zu entziffern ist. Ist sie bei ungeöffnetem Verschluss schon nicht zu lesen, dann ist es besser, auf diese Produkte zu verzichten, denn der Essig kann überlagert und verdorben sein.

Man geht von einer Haltbarkeitsdauer zwischen drei und 18 Monaten aus. Teurere Essigsorten weisen fast immer ein Mindesthaltbarkeitsdatum aus.

Essig aus dem Bioladen ist der beste

Obstessig sollte ausschließlich aus Früchten hergestellt werden, die von Betrieben stammen, die nach den Erzeugungsrichtlinien für biologischen Landbau arbeiten und dementsprechend kontrolliert werden. Das bedeutet die Vermeidung von chemisch-synthetischen Schädlings- und Unkrautbekämpfungsmitteln sowie leichtlöslichem Dünger. Ein solcher Obstessig wird nicht erhitzt, damit seine wertvollen Enzyme und Geschmacksstoffe voll erhalten bleiben. Natürliche Eintrübungen und eventuell ein leichter Bodensatz haben auf Qualität und Geschmack keinen negativen Einfluss. Sie sind eher ein Hinweis darauf, dass der Essig weitgehend naturbelassen ist.

Nehmen Sie sich Zeit beim Essigkauf. Studieren Sie die Etiketten aufmerksam und lassen Sie sich von fachkundigen Verkäufern beraten.

Die besten Rezepte – mit Essig kochen, backen und konservieren

Chutneys – exotisch, fruchtig, würzig

Chutneys sind süßsaure Saucen aus Früchten, Essig, Zucker und exotischen Gewürzen, die dick eingekocht werden. Sie werden als Würze zu Reis, Fisch und Fleisch gereicht.

Apfel-Orangen-Chutney

500 g ungespritzte Orangen
250 g Kandiszucker
1/8 l Orangen- oder Apfelessig
ca. 400 g säuerliche Äpfel
250 g Schalotten
50 g gehackte Mandeln
1 frische Chilischote
1 Ingwerwurzel
100 g Rosinen
etwas Muskat, Zimt, Koriander und 1 bis
2 TL gemahlene Senfkörner

▶ Obst und Gemüse waschen, zerkleinern; den Kandiszucker in heißem Essig auflösen. Anschließend mit den Gewürzen abschmecken und das Ganze 15 Minuten kochen lassen. Chutneys sollen nicht gleich nach der Zubereitung verzehrt werden. Am besten bewahrt man sie in gut verschlossenen Schraubgläsern auf. Die Gläser gründlich säubern und auskochen, das Chutney noch heiß einfüllen und das Glas sofort verschließen. Für einige Zeit verkehrt herum lagern. Nach einer Woche hat das Chutney seine volle Reife erreicht und schmeckt besonders köstlich.

Noch ein Tip: Wer eine ausgefallene Geschenkidee für gute Freunde sucht, kann ein delikates Chutney in ein besonders originelles Glas füllen. Ein nicht alltägliches Mitbringsel, das bestimmt Freude macht.

Aprikosen-Pfirsich-Chutney

600 g Aprikosen
700 g Pfirsiche
2 TL Meersalz
3 Zwiebeln
2 TL Ingwerpulver
400 g Kandiszucker
1/2 TL Safran
200 g Sultaninen
3 TL gemahlene Senfkörner
1/8 l Rosinenessig
1/8 l Cointreau
1/2 TL Cayennepfeffer

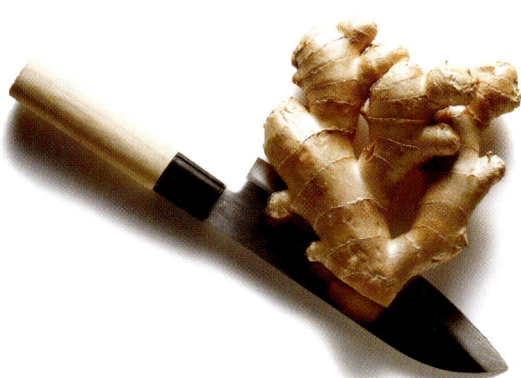

▶ Die Zubereitung erfolgt wie beim Apfel-Orangen-Chutney

Mango-Chutney

1 reife Mango
1 EL Kirschlikör
200 g leicht säuerliche Äpfel
1 EL Zitronenessig
250 g Kandiszucker
200 g Rosinen
1 Prise Zimt
100 ml Kirschessig
1 Prise Piment
1/8 l milder Weiß- oder Roséwein
1 Prise Nelkenpulver
1 TL gemahlener Koriander

Wenn Sie nicht alle
Zutaten bekommen
können, lassen Sie
Ihrer Phantasie freien
Lauf. Vielleicht ent-
stehen dabei ganz
neue Kreationen.

▶ Die gewaschenen, geschälten und in Würfel geschnittenen Früchte in die erhitzte Mischung aus Wein, Zucker und
Essig geben, mit den angegebenen Gewürzen abschmecken
und mit Kirschlikör und Zitronenessig geschmacklich
abrunden. Was nicht sofort verzehrt wird, in einem Glas gut
verschließen und kalt stellen.
Das Mango-Chutney eignet sich besonders gut als würzige
Beilage zu gegrilltem Geflügel oder Fisch. Wahrhaft eine
exotische Köstlichkeit, die Sie unbedingt einmal probieren
sollten.

Ketschup – Pikantes aus dem eigenen Garten

Wirft der Garten einmal mehr Tomaten ab, als verzehrt oder verschenkt werden können, lohnt es sich Ketschup selbst herzustellen. Es ist in der Küche fast universell einzusetzen, kann aber – besonders wenn es sehr scharf ist – die Geschmacksnerven schädigen und durch den Zuckergehalt manche fast süchtig machen. In geringen Mengen als Würze genossen, bereichert Ketschup jedoch viele Gerichte. Im Folgenden finden Sie ein Grundrezept, das Sie nach Herzenslust und Geschmack variieren können.

Tomatenketschup

1kg Tomaten
1 TL Paprikapulver
750 g Zwiebeln
1 Prise Muskat
50 g brauner Zucker
1 Prise Nelkenpulver
1/10 l Rotweinessig
1 Prise Meersalz
1/2 TL gemahlener Ingwer
etwas frisch gemahlener Pfeffer

▶ Die vorbereiteten Tomaten und Zwiebeln in der Essig-Zucker-Lösung mit den Gewürzen vierzig Minuten kochen, dann passieren, nochmals aufkochen und heiß abfüllen und verschließen.

Variationen erreichen Sie durch eine größere Menge verschiedenster Gewürze. Besonders scharf wird Ketschup, wenn Sie mit einer frischen Chilischote und Tabasco würzen. Anstelle von Tomaten können auch rote und grüne Paprika verwendet werden.

Knoblauchketschup

▶ Tomatenketschup wird zum Knoblauchketchup, wenn Sie entweder 2 bis 3 zerkleinerte frische Knoblauchzehen oder 2 gehäufte TL Knoblauchpulver in das Ketschup rühren. Knoblauchketschup eignet sich vor allem als Würzbeilage für gegrillte Steaks. Ideal für die Gartenparty.

Ein selbst bereitetes Ketschup schmeckt viel besser als jedes Fertigprodukt, das zudem noch allerlei Konservierungsstoffe und chemische Geschmacksverstärker enthält. Probieren Sie es aus.

Curryketschup

▶ Schmecken Sie das Ketchup mit Currypulver ab. Die Menge richtet sich nach Ihrem Geschmackssinn.

Senf – von süß bis extra scharf

Hauptbestandteil dieser delikaten Speisewürze sind die Samenkörner der Senfpflanze, die schon seit Jahrhunderten zum Verfeinern von Speisen verwendet wurden. Zusammen mit Essig erzeugen sie ein einzigartiges Aroma.

Das Grundrezept

> *250 ml Weißweinessig*
> *von mindestens 6 Prozent Säuregehalt*
> *2 TL Meersalz*
> *1 TL Kurkuma*
> *100 g gelbe und 50 g schwarze Senfsamen*
> *1 Prise Cayennepfeffer*
> *80 bis 90 g brauner Zucker*
> *etwas frisch gemahlener Pfeffer*

Beim Senf gibt es eine Vielzahl von Geschmacksvarianten. Finden Sie ihre eigene heraus, und überraschen Sie Ihre Gäste mit immer neuen Zubereitungen.

▶ Entweder: Den Senfsamen fein mahlen und mit dem Zucker vermischt im Essig ca. vier Stunden ziehen lassen. Anschließend mit den Gewürzen zusammen bei milder Hitze kochen, um die Masse einzudicken.
Oder: Die Senfkörner werden mit Essig und Gewürzen gekocht und dann passiert bzw. im Mixer püriert.
Verfeinern lässt sich der Senf durch Zugabe von einigen Tropfen Olivenöl oder durch das Hinzufügen von etwas Wein bei gleichzeitiger Reduzierung der Essigmenge.

Variationen

Mixen Sie in Ihren Senf alles, worauf Sie Appetit haben. In der Dosierung verlassen sie sich auf Ihren Geschmackssinn. Machen Sie einmal einen Apfelmeerrettichsenf oder Knoblauchsenf. Eine leckere Abwechslung sind Kräuter- oder Gewürzsenfe. Viel Spaß in der Experimentierküche!

Dressings und Salatsaucen – zartes Aroma für gesunde Rohkost

Unter einem Dressing versteht man eine würzige Sauce, die in ihrer einfachsten Form aus Essig, Öl, Salz und Pfeffer besteht. Je würziger sie ist, desto mehr wird der Eigengeschmack des Salates oder der Gemüse von der Salatsoße erschlagen, statt ihn zu betonen.

Geschmackliche Unterstützung erreichen Sie am einfachsten, indem Sie mit Salz, Pfeffer und Essig sehr sparsam umgehen, aber dafür ganz gezielt die Kräuter verwenden, die zum jeweiligen Salat besonders gut passen. Diese geben dem Dressing nicht nur den Geschmack, sondern auch den Namen. Wenn wir jetzt einige Kombinationen vorschlagen, so sind Ihrer Fantasie dennoch keine Grenzen gesetzt.

....
Weitere Zutaten für Dressings sind Ananas, Curry, Zitronengras, Oliven, Mais, Kräuter der Provence und vor allem Olivenöl. Experimentieren Sie ruhig; Ihr Geschmackssinn weist Ihnen schon den richtigen Weg.
....

Gurkensalat

gewinnt durch das Würzen mit Salz, wenig Essig, Dill und Sahne (die Gurken darin ziehen lassen, bis der Gurkensaft austritt) einen besonders erfrischenden Geschmack.

Bohnensalat

kann kräftiger gewürzt werden. Vor allem viele klein geschnittene Zwiebeln, Essig und Öl, Salz, gerebeltes oder frisches Bohnenkraut und etwas Pfeffer verwenden. Mit wenig Zucker abschmecken.

Dillsauce

1 Zwiebel
Saft von 1/2 ungespritzten Zitrone
1 EL Weißweinessig
1 EL Oliven- oder Sonnenblumenöl
1 Prise Meersalz
Pfeffer aus der Mühle
1 Bund frischer Dill (wenn nicht vorrätig: 1TL
getrocknete Dillspitzen)

Zwiebel in kleine Würfel schneiden, Dill hacken und beides mit den anderen Zutaten verquirlen. Diese Sauce passt hervorragend zu Tomaten oder frischen Blattsalaten.

Kartoffelsalatsauce

> *1/4 l Gemüsebrühe*
> *2 bis 3 klein geschnittene Zwiebeln*
> *1 EL mittelscharfer Senf*
> *2 EL Apfelessig*
> *2 EL Olivenöl*

▸ Die Gemüsebrühe mit Zwiebeln und Senf erhitzen und kurz vor dem Übergießen der geschnittenen Kartoffeln (500 g) mit Pfeffer, Öl und Essig vermengen. Noch heiß über die Kartoffeln geben und einziehen lassen. Mit Majonäse, Essiggürkchen, Eierscheiben und Tomatenpaprikastreifen verfeinern.

....
Kartoffelsalat kann durch die Zugabe von frischen oder eingelegten Gurken, Apfelstücken, Speckwürfeln usw. immer wieder anders schmecken.
....

Gelbe Sauce

> *2 Bananen*
> *1/8 l halbtrockener Weißwein*
> *2 EL Apfelessig*
> *1/8 l süße Sahne*
> *1 EL Currypulver*
> *1 Prise Meersalz*
> *1 TL Muskatpulver*
> *etwas brauner Zucker*

▸ Bananen zusammen mit Obstessig, Weißwein und der süßen Sahne zu einer schaumigen Masse verquirlen. Die Gewürze zugeben und abschmecken.

Marinaden – die feine Art des Konservierens

Marinaden unterscheiden sich von Dressing vor allem durch ihre Anwendung und nicht so sehr durch ihre Zusammensetzung. Für den Salat benötigen wir eine Würzsoße, die – frisch zubereitet über die Blatt- und Fruchtgemüse gegossen – nur wenig Zeit hat, den Salat geschmacklich abzurunden. Um Lebensmittel wenigstens für den kurzen Zeitraum von vier bis sechs Tagen haltbar zu machen, verwenden wir Marinaden. Sie müssen mit dem Marinergut an einem kühlen Ort stehen und dürfen nicht in Metallbehältern angesetzt werden, es sei denn, der Topf ist säurefest emailliert und nicht beschädigt. Die gleiche Forderung gilt für Plastikgefäße. Sie müssen aus säurefesten, für Lebensmittel zugelassenen Kunststoffen hergestellt sein. Wird eine Marinade roh verwendet, sollte der dazu benötigte Essig nur ein Gärungsessig aus Wein oder Obst sein. In der Zusammensetzung der Marinaden sind Ihrer Fantasie keine Grenzen gesetzt. Als Anregung nur einige Beispiele.

Die gesunden Inhaltsstoffe von frischen Salaten werden durch eine essighaltige Salatsauce noch besser aufgeschlossen und können gut verdaut werden.

Weißweinmarinade

1/2 l Weißweinessig
1/2 l Wasser
1/2 l Weißwein
1 Zwiebel
6 Wacholderbeeren
1 TL Senfkörner
1/2 TL Senfpulver
1 TL Koriander
2 TL Pfefferkörner

▶ Die geschnittene Zwiebel mit allen Zutaten aufkochen und die abgekühlte Marinade über das Mariniergut gießen. Geben Sie zusätzlich etwas Dill, 1 Lorbeerblatt und 1/2 TL Nelken dazu, erhalten Sie eine **Fischmarinade**.
Lassen Sie Dill und Nelken weg und geben stattdessen etwas Olivenöl zu, haben Sie eine **Lorbeermarinade**.
Tauschen Sie Wein und Essig gegen Rotwein und Rotweinessig aus und geben noch etwas gerebelten Thymian hinzu, bekommen Sie eine **Rotweinmarinade**.
Zur **rheinischen Sauerbratenmarinade** wird die Weißweinmarinade, wenn Sie ein Stück Sellerie, eine Möhre, eine Petersilienwurzel, Rosinen und ein Lorbeerblatt zufügen.

Kleine Partynaschereien – würzig und pikant

In Kräutermarinaden lassen sich die verschiedensten Nahrungsmittel einlegen, die – in Häppchen geschnitten und auf bunte Spießchen gesteckt – jedes kalte Büffet interessanter und appetitanregender gestalten. Besonders gut eignen sich dazu Schafskäse, entsteinte Oliven, gelbe und rote Bohnen, Silberzwiebeln, mit Honig versetzte Möhrchen,

Artischockenherzen, Hartkäse und Maiskölbchen. Für Oliven ist eine Weißweinmarinade mit Kräutern der Provence ideal, für Artischocken eine Gewürzmarinade mit Kümmel und Thymian.

Sülze, Aspik und Gelee – Delikatessen hausgemacht

Wenn Sie sich nicht die Mühe machen wollen, eine Sülze durch das Auskochen von Knochen herzustellen, nehmen Sie einfach Blattgelatine. Die gesündeste Möglichkeit ist allerdings die Verwendung von Agar-Agar.

> *Achtung!*
> Niemals rohe exotische Früchte mit Knochensülze kombinieren, da die Enzyme der Früchte die Gelierfähigkeit der Sülze zerstören, während sie Agar-Agar nicht angreifen.

Das Grundrezept

Aus Gemüsebrühe, Essig, Wein, Kräutern und Gewürzen entsteht die Ausgangsmarinade. Fügt man dann noch die Gelatine hinzu, erhält man die Sülze, die im Kühlschrank über mehrere Stunden fest werden muss.

Die »goldene Regel« für die Zubereitung von Sülze mit Blattgelatine lautet: Für 1/2 l Flüssigkeit braucht man 6 Blatt rote oder farblose Blattgelatine. Soll die Sülze gestürzt werden, verwendet man 2 bis 3 Blatt Gelatine zusätzlich. Halten Sie sich beim Abmessen der zu verwendenden Flüssigkeit bitte genau an die Rezeptangaben, um Enttäuschungen zu vermeiden. Richten Sie sich auch nach den Angaben auf den Gelatinepackungen.

Den Spiegel einer Sülze erreicht man dadurch, dass man die unterste Schicht gelieren lässt, bevor das Belegen mit Gemüse, Früchten, Ei oder Fleisch erfolgt. Durch das nachfolgende Übergießen mit der warmen Sülzflüssigkeit wird das gegarte oder blanchierte Beleggut wie Schneewittchen im Glassarg verrutschsicher und appetitlich verpackt.

Achten Sie darauf, dass das Mariniergut wirklich ganz von der Marinade umschlossen ist. Die Flüssigkeit sollte einen Zentimeter über dem Fisch oder Fleisch stehen.

Die Blättchen von Kräutern werden roh in die Sülze gelegt. Ein kleiner Trick lässt das Stürzen gelingen. Einfach ein mit heißem Wasser getränktes Tuch so lange auf den umgedrehten Teller legen, bis sich die Sülze vom Teller löst.

Die folgenden Rezepte sind nicht nur zum Nachkochen gedacht, sondern sollen Sie animieren, eine Sülze nach Ihrem individuellen Geschmack zu kreieren! Nehmen Sie doch einmal farblich besonders ansprechende Gemüsesorten, oder kombinieren Sie ungewöhnliche Zutaten. Probieren Sie es aus, es macht wirklich viel Spaß!

Gemüsesülze – ein Genuss nicht nur für Vegetarier

8 Blatt weiße oder rote Gelatine
2 EL Petersilienblättchen zum Belegen
1/2 l Gemüsebrühe
Thymian
Piment
Salz
Pfeffer
1 EL Sherry
je 10 ml Kräuter- und Sherryessig
1/8 l Weißwein
2 Kirschtomaten
Möhren
Gewürzgurken und grüne Erbsen

▶ In die Gemüsebrühe Essig, Wein, Sherry geben. Mit Salz, Piment, Thymian und frisch gemahlenem Pfeffer abschmecken. Weiterverarbeitung wie oben beschrieben.

Einkochen mit Essig – Saures für den Winter

Grundsätzliche Arbeitsanleitungen zum Einkochen von Obst, Gemüse und anderen Lebensmitteln finden Sie in jedem guten Kochbuch. Hier nun einige Anregungen, wie Sie den Essig für diese spezielle Konservierungsmethode nutzen können. Probieren Sie einige der nachfolgenden Rezepte aus, und wandeln Sie unsere Vorschläge nach Lust und Laune ab.

Denken Sie daran, dass Gelatine und Agar-Agar nicht gekocht werden dürfen. Sie müssen in heißer Gewürzbrühe aufgelöst werden. Das gelingt leichter, wenn man die Gelatine vorher einweicht und aufquellen lässt. Wenn es einmal ganz schnell gehen soll, verwenden Sie besser Agar-Agar, denn die Gelierzeit ist besonders kurz. Würzen Sie die Sülzen ruhig etwas stärker – die Gelatine »schluckt« viel Aroma.

Weinbrandquitten

> *1 kg Quitten*
> *Zimt*
> *Saft von 1/2 Zitrone (ungespritzt)*
> *200 g brauner Zucker*
> *200 g Orangenhonig*
> *3 EL Wasser*
> *1/8 l Weinbrand*
> *1/4 l Weißweinessig*

Die Menge der Früchte beträgt das Vierfache im Verhältnis zu Honig, Zucker und Apfelessig; der Weinbrand macht höchstens ein Achtel der Obstmenge aus.

Besonders um die Weihnachtszeit sind diese Köstlichkeiten eine hervorragende Ergänzung für ein festliches Essen mit der Familie oder im Freundeskreis.

▶ Da Quitten auch im reifen Zustand sehr hart sind, ist es besser, sie zuerst zu vierteln, bevor man sie schält und in kleine Stücke schneidet.
Mit Ausnahme des Weinbrands alles bis zu einer halben Stunde kochen, dann die Quittenstücke herausnehmen und den Saft weiter einkochen. Den Weinbrand mit Zitronensaft mischen und in den eingedickten Saft rühren. Die Quittenstücke in Gläser füllen, den Saft darüber geben und die Gläser gut verschließen.

Cognac-Feigen

> *500 g getrocknete Feigen*
> *2 TL Zimtpulver*
> *1/2 l Obstessig*
> *4 Gewürznelken*
> *3 Schnapsgläschen Cognac*
> *400 g brauner Zucker*

▶ Die Feigen waschen, mit Essig, Zucker, Cognac und Gewürzen aufkochen. 30 Minuten dünsten und noch heiß in Einmachgläser abfüllen.
Gut verschließen und vor dem Genuss einige Wochen reifen lassen.
Dieses Rezept eignet sich auch sehr gut für Pflaumen, getrocknete Aprikosen oder Mirabellen. Durch Zugabe einer Vanilleschote verfeinern Sie das Aroma zusätzlich.

Beschwipste Himbeeren

> *1 kg Himbeeren*
> *2 EL Zimt*
> *1/2 l Himbeeressig*
> *1 TL Nelken*
> *500 g brauner Zucker*
> *1 Ingwerpflaume*
> *100 ml Rum*

▶ Die Himbeeren gründlich verlesen und gut waschen. Alle anderen Zutaten aufkochen und für die letzten 5 Minuten die Himbeeren zugeben und köcheln lassen. Noch heiß abfüllen und gut verschließen.

....
Ein kleiner Schuss Essig gehört in jeden Backteig. Er macht das Gebackene schön locker, ohne dass es krümelt oder bröckelt. Der Essig macht sich im Backwerk geschmacklich nicht bemerkbar.
....

Brot backen – mit Essig und Hefe

Wenn Sie anstelle von Sauerteig Essig und Hefe zum Backen nehmen, beugen Sie der Säurebelastung des Körpers vor. Außerdem lassen sich auf diese Weise auch Allergikerbrote backen, bei denen die Getreidesorten vermieden werden, gegen die eine Allergie besteht. Den Essig schmeckt man im Backwerk nicht, deshalb kann man durch Zugabe eines Esslöffels Essig auch Kuchen lockerer machen.

Mischbrot

> *200 g Weizenvollkornmehl*
> *40 ml lauwarmes Wasser*
> *200 g Roggenvollkornschrot*
> *200 g Weizenmehl*
> *1 gehäufter TL Salz*
> *25 g Hefe*
> *1 TL Zucker*
> *1 EL Essig*
> *1 Prise Kümmel*

▶ Kneten Sie alle Zutaten zusammen, und lassen Sie den Teig eine Stunde »gehen«. Anschließend durchkneten, formen und nochmals für 40 bis 60 Minuten »gehen« lassen. Bei 210 °C für 50 bis 60 Minuten backen.

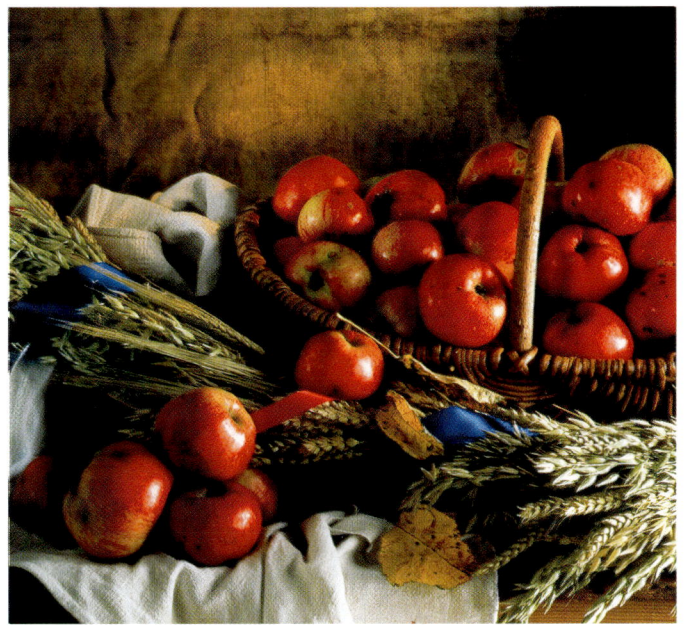

Aus sonnenreifen Früchten wird der aromatische Apfelessig gewonnen, der in keiner Küche fehlen sollte. Mit ihm können viele Gerichte verfeinert werden.

Allergikerbrot

Je nach Allergietyp ersetzt man das Weizenmehl durch Dinkel und den Roggenanteil durch Mais, Hirse oder Hafer.

> *400 ml Buttermilch*
> *50 ml Wasser*
> *1 EL Essig*
> *250 g Roggenschrot*
> *250 g Weizenvollkornmehl*
> *200 g Weizenmehl bzw. fein gesiebtes Dinkelmehl*
> *16 g Salz*
> *1 TL Zucker*
> *50 g Leinsaat*
> *30 g Hefe*
> *Saft von 1/2 Zitrone*

Liegt eine Allergie vor, tauschen Sie einfach die Getreidesorten aus. Auch bei rheumatischen Erkrankungen empfiehlt sich ein Kartoffelbrot, das mit Mehrkornmehl gebunden wird.

▶ Rühren Sie einen Vorteig an. Nach einer halben Stunde verarbeiten sie alle Zutaten zu einem Teig, der zwei Stunden gehen muss, bis er bei 210 °C im Backofen oder bei 180 °C im Heißluftofen ca. 50 Minuten gebacken wird. Dieses Brot kann in einer Kastenform gebacken werden.

123

Köstlichkeiten mit Essig – weitere Rezepte

Schweinekoteletts mit süßsaurer Sauce

4 Schweinekoteletts
Salz
weißer Pfeffer
Mehl zum Wenden
3 EL Öl
2 Zwiebeln
400 g saure Äpfel
1 Gewürzgurke
20 g Butter
etwas Zitronensaft
4 EL Apfelessig
2 bis 3 EL Stachelbeerkonfitüre
1EL Honig
1 TL Instant-Bratensaft

....

Trinken Sie zu den Mahlzeiten einen sauren Tee aus Apfelmelisse, Zironensaft und einem Schuss Apfelessig. Der Tee kann nach Belieben gesüßt werden, am besten mit Honig.

....

▶ Die Koteletts würzen, panieren und in heißem Öl braten. Zwiebeln und Äpfel (bis auf einen Apfel) würfeln, im Bratfett goldgelb anbraten und die Gewürzgurke mit dem Essig zugeben. 2 bis 3 Minuten kochen lassen. Den zurückgehaltenen Apfel in Scheiben schneiden und anbraten. Honig, Stachelbeerkonfitüre und Bratensaft zum Kochgut geben. Das Ganze mit Gewürzen nach Wahl abschmecken. Apfelscheiben auf die Koteletts legen und warm servieren.

Gebratener Aal in Kräutersauce

1 kg ausgenommener, enthäuteter Aal
60 g Butter
Salz
je 1 EL gehackter Kerbel
Petersilie
Dill und Estragon
1 TL Zitronenessig
1 TL Apfelessig
1/8 l Fischfond aus dem Glas
1/5 l trockener Weißwein
1 Lorbeerblatt
1 Eigelb

◗ Den vorbereiteten und in Stücke geschnittenen Fisch salzen und 4 Minuten in Butter anbraten. Kräuter, Weißwein, Fischfond und Essig über den Fisch gießen und das Lorbeerblatt zugeben. Für ca. 12 Minuten dünsten. Das Eigelb mit ein wenig Fischfond verrühren und der Kräutersoße zufügen. Vor dem Servieren nochmals abschmecken.

Delikate Bohnensuppe

3 Zwiebeln
1 EL Estragonessig
500 g Kartoffeln
750 g grüne Bohnen (frisch oder tiefgefroren)
10 g getrocknetes oder 100 g frisches Bohnenkraut
200 g durchwachsener Räucherspeck
1 l klare Gemüsebrühe (instant)
100 ml trockener Rot- oder Weißwein
Salz und weißer Pfeffer nach Belieben
3 EL geriebener Emmentaler

Als Variation: Kochen Sie vier kleine Mettwürstchen mit, oder geben Sie zu dem Speck einen klein geschnitten sauren Apfel und Zwiebeln.

◗ Das Öl in einem großen Topf erhitzen, den geschnittenen Speck anbraten, die gewürfelten Zwiebeln mit dem Essig hinzugeben und glasig werden lassen. Die Kartoffeln mit den Bohnen in der Brühe garen. Zwiebeln und Speck hinzufügen und für die restliche Garzeit die Gewürze zugeben. Zur Verfeinerung die Suppe mit einer zerdrückten Kartoffel leicht binden, dann mit Wein versetzen und schließlich mit etwas geriebenem Emmentaler überstreuen.

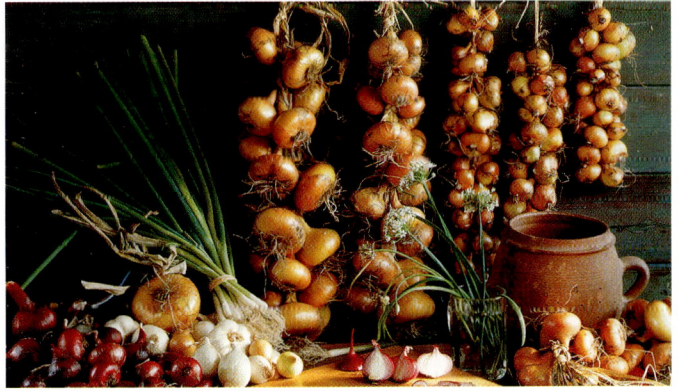

Die Würzkraft feiner Kräuter wird durch den Essig verstärkt und abgerundet. Viele delikate Speisen erhalten dadurch ihre besondere Note.

Essig
im Haushalt

Dass der Essig in der Hausapotheke
unschätzbare Dienste leistet, haben wir
erfahren, ebenso seine Bedeutung für die
feine und gesunde Küche kennen und
schätzen gelernt. Doch damit sind seine
Anwendungsmöglichkeiten noch längst nicht
erschöpft. Die sanfte Säure aus der Natur ist
zudem eine nahezu perfekte Haushaltshilfe.
Beinahe überall, wo es um gründliche
Reinheit und sanfte Pflege geht, kann und
sollte man Essig verwenden. Auch der
Umwelt zuliebe. Hier nur einige Beispiele.

Essiganwendungen von A bis Z

Aufkleber
Aufkleber und Rückstände von Tesafilm an Glasflächen mit Essig anfeuchten und abreiben. Gegebenenfalls einige Zeit einwirken lassen.

Ausfärben von Kleidung beim Waschen
Das Kleidungsstück eine Stunde lang in Essig-Salz-Wasser einweichen (1/2 Tasse Essig und 1 EL Salz auf 2 l Wasser). Dann spülen, bis das Spülwasser klar bleibt.

Bringen Sie Essig nicht mit Marmor in Berührung. Das Material könnte Schaden nehmen oder sogar zerstört werden. Auch Buntmetalle und Messing sollten nicht mit Essig behandelt werden.

Badewanne und Waschbecken säubern
Der billigste Essig ist ein gutes Mittel gegen Kalkflecken. Ein Tuch mit Essig beträufeln und wegwischen. Dunklen Flecken und besonders Rost beseitigt man mit einer Paste aus Borax und Essig.

Birnen, Äpfel und Kartoffeln mit braunen Stellen
Die Früchte verfärben nicht, wenn sie nach dem Schälen in Essigwasser baden dürfen.

Blattpflanzen
Blattpflanzen mit einem weichen, in Essigwasser getränkten Tuch von Staub und Pflanzenschädlingen befreien.

Blumenkohl
Blumenkohl schmeckt herzhafter, wenn Sie dem Kochwasser einige grüne Blättchen zusetzen. Wenn Sie außerdem noch einen kleinen Schuss Essig dazugeben, behält der Kohl seine schöne weiße Farbe.

Brauseköpfe, verstopfte
Metallene Brauseköpfe in Essigwasser (Essig und Wasser im Verhältnis 1:1) etwa 15 Minuten kochen. Kunststoff-Brauseköpfe in heißes Essigwasser (wie oben) legen und über Nacht einwirken lassen.

Chromarmaturen

Sie können mit Essig blank gerieben werden. Mit klarem Wasser nachspülen und sorgfältig polieren.

Eier

Um zu verhindern, dass Eier beim Kochen platzen, einfach ein paar Spritzer Essig in das Kochwasser geben.
Bei geplatzten Eiern verhindert ein Schuss Essig das Auslaufen des noch flüssigen Eiweißes.
Die Farben der Ostereier haften intensiver, wenn Essig sowohl ins Kochwasser wie auch in die einzelnen Farben gegeben wird. Ostereier nach dem Trocknen mit Fett abreiben. Das erhöht die Leuchtkraft der Farben.

Erste Hilfe bei Insektenstichen

Bereiten Sie eine Kompresse, die aus Essig, frischem Zitronensaft oder Hamamelismilch angerührt wurde. Oder legen Sie eine frisch geschnittene Zwiebel- bzw. Zitronenscheibe auf den Stich. Mit einem Pflaster befestigen, bei Bedarf erneuern.

> Bei Insektenstichen im Mundbereich sofort zum Arzt! Es besteht Erstickungsgefahr. Auch Allergiker sind stark gefährdet; es kann zum Schock kommen!

Falten

Falten, die sich nicht bügeln lassen wollen, »bringt man zur Vernunft«, indem man sie mit Essig tränkt und dann – nicht zu heiß – ausbügelt.

Farbe

Frisch angetrocknete Farbe mit einer heißen Essiglösung vom Glas waschen. Farbgeruch wird durch Essigverdunstung besiegt.

Fensterleder

Fensterleder mit Essigwasser pflegen, damit sie weich und griffig bleiben.

Flecken, ältere

Mischen Sie 2 EL Waschmittel und 3 EL Essig mit 1 l warmen Wasser. Den Fleck damit einreiben und dann so gut wie möglich auftrocknen. Bei Bedarf die Prozedur ein- oder mehrmals wiederholen.

Flecken, braune
Brandflecken und andere braune Flecken durch Reiben mit einer heißen Salz-Essig-Lösung entfernen.

Flecken, festgewordene
Bei hartnäckigen Flecken weichen Sie das Kleidungsstück ca. eine Stunde in Essigessenz ein. Den Schmutz abreiben oder abbürsten. Dann wie gewöhnlich von Hand oder in der Maschine waschen.

Fernsehbildschirm
Wischen Sie den Bildschirm hin und wieder mit einem weichen essigfeuchten Tuch ab. Mit einem trockenen Tuch nachpolieren.

....
Auch die Färbung, die dem Fischgericht »Forelle blau« den Namen gegeben hat, wird durch die Essigzugabe verursacht.
....

Fisch
Fischgeruch vermeidet man durch das Beträufeln des Fisches mit Essig und Zitrone.

Fixieren von Farben
Stofffarben werden durch eine große Tasse Essig im letzten Spülwasser fixiert. Bei älteren bunten Kleidungsstücken frischt Essig die Farben auf.

Frittieren
Essig vermindert die Fettaufnahme des Frittiergutes. Je nach Fettmenge genügen 1 bis 2 TL Essig. Auch der Fettgeruch in der Küche ist dann weniger intensiv. Auch der Fettgeruch in der Küche ist dann weniger intensiv.

Geflügel frisch halten
Wenn weder Kühltruhe noch Kühlschrank zur Verfügung stehen, kann man Geflügel und andere leicht verderbliche Lebensmittel in ein Essigtuch wickeln und an einem kühlen Ort für kurze Zeit aufbewahren.

Gips anrühren
Bei schwierigen Gipsarbeiten den Gips mit Wasser, dem ein paar EL Essig zugefügt wurden, anrühren. Es dauert dann wesentlich länger, bis er hart wird.

Glasflächen reinigen

Mit Essigwasser (1/4 l Essig auf 1 l Wasser) abwischen. Mit Papierküchentüchern trocknen und mit Zeitungspapier glänzend reiben.

Glastüren von Duschen

Sie werden wieder glänzend und hässliche Kalkablagerungen verschwinden, wenn man sie mit einem in Essig getränkten Schwamm einreibt.

Heringe braten

Legt man Heringe in Essigwasser, fallen sie beim Braten nicht auseinander.

Holzpolitur

Eine gute Holzpolitur bereitet man aus Terpentin, Leinölfirnis und Essig zu je gleichen Teilen. Vor Gebrauch gut schütteln. Nach Anwendung die Möbel mit einem weichen Tuch polieren.

Wenn Sie eine Möbelpolitur verwenden, die leicht flüchtige Lösungsmittel enthält lüften Sie die Räume anschließend gründlich. Die Lösungsmittel sind giftig und gefähren die Gesundheit.

Kaffeemaschine

In regelmäßigen Abständen je nach Wasserhärte die Maschine mit Essigwasser (3/4 l Wasser und 1/4 l Essig) entkalken. Ist die Maschine stärker verkalkt, den Vorgang wiederholen. Anschließend mehrfach mit reinem Wasser klarspülen.

Kalbfleisch

Das frische Fleisch bis zur Verarbeitung in ein mit Essig getränktes Tuch wickeln, damit es hell bleibt.

Kalk

Gegen Kalkablagerungen jeder Art hilft Essig oder – in schwierigen Fällen – Essigessenz.

Kartoffeln mit schwarzen Flecken

Sie werden wieder weiß, wenn man dem Kochwasser etwas Essig zusetzt. Die Kartoffeln nehmen den Essiggeschmack nicht an und die Flecken verschwinden. Geschälte Kartoffeln in Essigwasser aufbewahren.

Käse
In einem mit Essigwasser getränkten Tuch bleibt der Käse im Kühlschrank länger frisch und schmackhaft.

Kerzenwachs auf Holzoberflächen
Das Wachs mit einem Haarföhn aufweichen. Danach mit Löschpapier aufsaugen und den Fleck mit Essigwasser nachbehandeln.

Kragen, vergilbte
Tragen Sie eine Paste aus Essig und Natron auf. Einreiben und wie üblich waschen. Mit dieser Methode können Sie mühelos auch hartnäckige Schmutz- und Stockflecken beseitigen.

Kuchen
Kuchen wird besonders locker, wenn man einige Tropfen Essig unter den Teig rührt. Mürbeteig bröckelt dann nicht mehr so leicht.

Kühlschrank
Einmal wöchentlich mit Essigwasser zur Desinfektion und Geruchsbekämpfung reinigen.

Kugelschreiberflecken
Vor dem Waschen die Flecken mit Alkohol oder Essig ausreiben.

Kunstseide
Farbauffrischung durch Zugabe von 1 EL Essig in das letzte Spülwasser.

....
Zur Lederreinigung nur weiche, fusselfreie Tücher verwenden. Die Pflegemixtur einige Zeit einwirken lassen, je nach Aufnahmefähigkeit des Leders.
....

Leder
Couchgarnituren und Taschen aus Leder können mit einer Mischung aus Leinölfirnis und Essig im Verhältnis 1:1 gepflegt werden. Nur fusselfreie, Tücher verwenden.

Milchglasfenster
Verschmutzte Milchglasfenster lassen sich mit heißem Essigwasser gut reinigen.

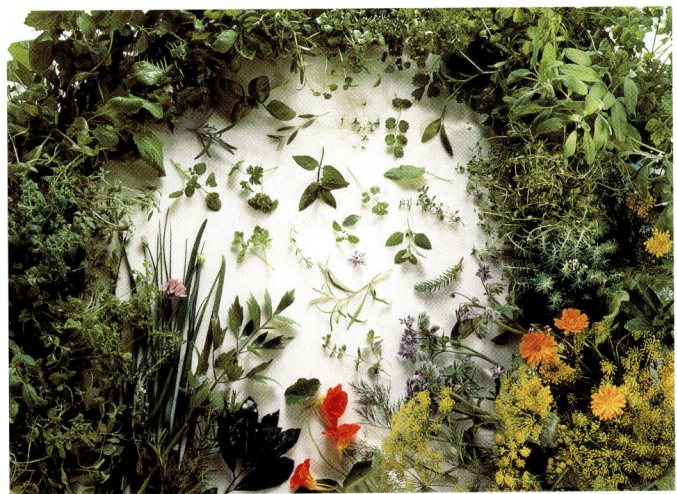

Mit der Kraft der Natur wirkt der Essig als nahezu universaler Helfer im Haushalt. Sanft und umweltschonend hilft er beim Reinigen, Pflegen und Konservieren.

Möbelpflegemittel selbst herstellen
Möbelpolitur lässt sich aus Speiseöl und ein wenig Salz leicht herstellen. Man kann auch Essig mit etwas Öl mischen und damit die Möbel pflegen. Sogar käufliche Möbelpolitur wirkt besser, wenn man einige Tropfen Essig untermischt bzw. auf das Staubtuch gibt.

Obstflecken
Nicht kochbare Gewebe beträufelt man mit Zitronensaft oder Essigessenz, und wäscht sie anschließend lauwarm mit Seife aus.

Pinsel reinigen
Harte, mit Farbe verkrustete Pinsel in heißem Essig aufweichen. Danach in warmer Waschlauge auswaschen. Die Pinsel werden wie neu.

Polstermöbel
Polstermöbel verschmutzen nicht so schnell, wenn man sie öfter mit Essigwasser abbürstet.

Rotkohl (Blaukraut)
Rotkohl behält beim Kochen seine rote Farbe, wenn Sie einen El Essig hinzufügen.

Essigwasser gilt als universelles Reinigungs- und Pflegemittel. Es ist überdies völlig unbedenklich für Gesundheit und Umwelt.

Schnittblumen

Die Entwicklung von Fäulnisbakterien verhindert man durch Zugabe von Essig und Salz ins Blumenwasser. Die Stielenden von faulen Stellen befreien, damit die Blumen das Wasser aufnehmen können. So bleiben Ihre Sträuße länger frisch.

Schuhe

Schuhe befreit man von Streusalzflecken und -rändern mit Essigwasser und pflegt sie mit Lederfett.

Schwämme

Schwämme pflegt und desinfiziert man mit warmem Essigwasser (Mischverhältnis 1:1).

Schweißflecken

Wäschestücke in warmem Essigwasser einweichen. Dann normal waschen.

....
Verwenden Sie Essig zum Spülen farbiger Wäsche. Sie werden staunen, welche Leuchtkraft die Farben nach der Behandlung haben.
....

Seide

Auch der Seide tun einige Tropfen Essig im Waschwasser gut.

Spülgang, letzter

Essig ist ein preiswertes und umweltfreundliches Mittel für weiche und wohlriechende Wäsche. Er frischt die Farben auf und neutralisiert Seifenrückstände. Eine Tasse Essig reicht für den letzten Spülgang. Weichspüler werden völlig überflüssig.

Steintöpfe reinigen

Steingut und Tontöpfe nehmen nach langem Stehen einen dumpfigen Geruch an. Spült man die Töpfe gründlich mit heißem, verdünnten Essig aus, ist der Geruch bald verschwunden.

Stickereien, farbige

Bunte Stickereien mit einem feuchten Essigtuch dämpfen. Nur von links bügeln. Die Farben werden frisch und erhalten ihre Leuchtkraft zurück.

Stockflecken

Stockflecken kann man mit Natron entfernen. Helle Vorhänge mit hartnäckigen Stockflecken werden normal gewaschen danach mit Essig abgerieben.

Tauchsieder entkalken

Über Nacht in kaltes Essigwasser stellen oder in einem kräftigen Essig-Salz-Wasser auskochen.

Teekannen

Flecken mit Salz und Essig ausreiben und nachspülen; keine Geschirrspülmittel verwenden.

Teppiche aufhellen

Lauwarmes Essigwasser (1:1) in den Teppich einreiben. Trocknen lassen. Die Farben leuchten wieder.

Tinte

Eingetrocknete Tinte verflüssigt man durch einen Tropfen Essig.

Toilettenbecken

Harte Verkrustungen mechanisch entfernen, notfalls mit Spachtel oder Schmiergelpapier. Reste mit Essigessenz aufweichen und gründlich nachspülen.

Waschmaschine

In verkalkte Waschmaschinen gibt man 5 l Essigwasser (1:1). Bei 95 °C den Hauptwaschgang durchlaufen lassen. Gegebenenfalls wiederholen. In Gegenden mit hartem Wasser alle vier Wochen entkalken.

Windeln

Auch beim Waschen von Windeln gibt man immer einen Schuss Essig in den letzten Spülgang.

Wollpullover

Wollpullover, die man von Hand wäscht, in lauwarmem Wasser spülen. Etwas Essig ins letzte Spülwasser geben. Dann bleiben keine Waschmittelrückstände in der Wolle.

Verkalkte Küchengeräte benötigen wesentlich mehr elektrische Energie für ihren Betrieb und gehen schnell entzwei. Dehalb regelmäßig mit Essigwasser entkalken.

135

Die Pullover bleiben kuschelweich, und die Farben bleiben leuchtend.

Zigarettenrauch

Essiggetränkte Tücher vor die auf Durchzug geöffneten Fenster hängen und durchlüften. Durch schnelles Hin- und Herbewegen von Türen die Luftbewegung im Raum verstärken. Essig neutralisiert Zigarettenrauch. Entweder Schalen mit Essigwasser aufstellen oder mit einem Zerstäuber versprühen.

Zwiebeln

Geschälte Zwiebeln vor dem Schneiden in Essigwasser legen, dann »beißen« sie weniger in den Augen.

Lieferadressen für Essigspezialitäten

Wir beginnen im Süden Deutschlands mit einer Spezialität aus Bayern: Essig aus bayrischem Bockbier. Er passt zu Schweinefleisch, Linseneintopf, Graupensuppe, Kartoffelsalat und allen dunklen Fleisch- und Bratensoßen. Zu beziehen ist er von der Firma:

> **Essig und Öl Compagnie**
> Blumenstr.1
> 80331 München
> Tel. 0 89/6 13 35 48, Fax 0 89/6 13 63 38

Die Firma führt auch ausländische Essigsorten.

Die Essigbrauerei Robert Burkhardt braut den ersten bayerischen Bieressig. Er passt zu Rettich, Schweinefleisch, Kartoffelsuppe, Kraut und geraspelter Rohkost. Eine weitere Spezialität dieser Firma ist der Waldhimbeeressig, geeignet für Obstsalate und süßsaure Gerichte.
Hier finden Sie auch einige der als Basisessige empfohlenen Essigsorten. Die Herstelleradresse:

> **Brauerei Robert Burghardt**
> Holzhofweg 15
> 83501 Wasserburg/Inn
> Tel. 0 80 71/74 79, Fax 0 80 71/4 05 69

Eine Auswahl an roten Weinessigsorten bieten badische und württembergische Weinbauern und ihre Vertriebsgenossenschaften an.
Der badische Weinessig aus Spätburgunder stammt aus der

> **Gräflich von Kageneck'sche Wein- und Sektkellerei**
> Kupfertorstraße 35
> 79206 Breisach
> Tel. 0 76 67/90 11 32, Fax 0 76 67/90 11 00

Er passt zu Wild, Sauerbraten, Wintersalaten und dunklen Saucen.

Aus Ehrenkirchen kommt ein weiterer Spätburgunderessig speziell zur Wildbeize und zum Nizzasalat. Der Ehrenstetter Winzeressig kommt ebenfalls aus Ehrenkirchen. Er ist für helle Gemüse und Fisch geeignet.
Die Herstelleranschrift lautet:

Weinbau- und Vertriebsgenossenschaft
Ehrenstetten
Kirchbergstraße 9
79238 Ehrenkirchen
Tel. 0 76 33/9 50 90, Fax 0 76 33/5 08 53

Das Weinessiggut Doktorenhof führt einen Weinessig aus Ortega-Trockenbeeren-Auslese. Er eignet sich als Aperitif, zu Obstsalat, italienischem Schinken und Käse. Des Weiteren gibt es einen Weinessig aus Riesling für helle Saucen, Fisch und Meeresfrüchte. Eine besondere Spezialität dieses Weinessiggutes ist der Vier-Räuber-Balsam, geeignet für Schafskäse, Senfsaucen, Tomaten und Fischgerichte. Hier finden Sie auch einige der als Basisessige empfohlenen Essigsorten. Die Adresse dieser Firma lautet:

Weinessiggut Doktorenhof
Raiffeisenstraße 5
67482 Venningen
Tel. 0 63 23/55 05 Fax 0 63 23/69 37

In Flein stellt die Firma Acetoria Robert Bauer diverse Obstessigsorten aus Kirschen, Feigen, Tomaten, Beeren- und Steinobst her.
Hier finden Sie auch einige der als Basisessige empfohlenen Essigsorten. Die Anschrift des Unternehmens:

Acetoria
Robert Bauer
Heilbronner Straße 56
D-74223 Flein
Tel. 03 85/51 65 10, Fax 03 85/51 65 11

Literatur

Bragg, Paul C. und Patricia: *Natürlicher Apfelessig,*
5. Auflage Ritterhude 1996

Clauss, Stephan: *Essig. Der Guide für Kenner und
Feinschmecker,* München 1996

Fischerauer, Andreas: *Essig selbst gemacht,* Graz 1996

Geiss, Heide: *Essig-Brevier,* München 1991

Jarvis, D. C.: *5 x 20 Jahre leben,* Bern 1961

Anwendungen und Rezepte

Sachregister